Elogios para *¿Cuánto vales como mujer?*

"Cheryl Saban nos enseña que cada una de nosotras tiene el poder para liberarse de las limitaciones que otros nos imponen. Su libro deja claro que definimos nuestro valor en el mundo y que cada una de nosotras tiene una fuerza especial y determinación para dar forma a nuestras vidas. Este trabajo es una triunfante declaración de la independencia de las mujeres".

— **Nancy Pelosi,** Presidenta de la Cámara de Diputados

"La doctora Cheryl Saban ha dedicado sus habilidades, compasión y recursos a mejorar las vidas de las personas, especialmente niños y mujeres. Como autora, psicóloga, activista, filántropa, esposa, madre, abuela y amiga, Cheryl ha sido un ejemplo poderoso de cómo balancear el amor de la familia, la responsabilidad con la comunidad y el compromiso inquebrantable con el aprendizaje y la enseñanza".

— **Barbara Boxer,** Senadora de los Estados Unidos

"Este libro es una lectura importante y oportuna para todos, no sólo para las mujeres. Cheryl ha realizado un excelente trabajo al enfocar la atención en un asunto crítico".

— **Susie Buffett,** Gerente General de
The Sherwood Foundation

"En esta obra maestra, Cheryl Saban nos comparte su tremendo intelecto, sus amplias experiencias de vida, su habilidad profesional y su elevado espíritu humanitario que impulsa sus extraordinarios esfuerzos como defensora de mujeres y niños. ¿Cuánto vales como mujer? será seguramente un recurso invaluable y una guía para las mujeres al explorar su autovalor y validarlo. Tanto mujeres como hombres tendrán importantes revelaciones, acordes con el avance en nuestro trabajo como sociedad, para reconocer, apoyar y celebrar de una manera más completa, la posición y contribución de las mujeres".*

— **Doctora Barbara Firestone,**
Presidenta y Directora, The Help Group

"Cada persona tiene más potencial y más poder del que acepta o ejerce en su vida, particularmente las mujeres. Cheryl Saban ayuda a explicar cómo abrir ese potencial empezando con su sentido de autovalor. Ella te lleva a un viaje emocionante y gratificante. Disfrútalo".

— **Lady Lynn Forester de Rothschild,** Directora, EL Rothschild

"Como mujeres, a menudo nos colocamos de últimas a nosotras mismas y a nuestras necesidades. Cheryl escribe basada en su experiencia. Su habilidad de conectarse y ayudar a los demás es un don. Ella me ha dado mucho, así como a muchas otras mujeres. Gracias Cheryl por este libro".

— **René Russo**, actriz y activista

"Un libro que debe leer toda mujer que quiera ser fiel a sí misma y a sus creencias. Una obra crítica en tiempos críticos para la mujer".

— **Zainab Salbi**, Fundadora y Directora,
Women for Women International

"Esta es una lectura importante porque combina la tarea de cada mujer de reclamar individualmente su propio valor, y presentar este trabajo como el corazón y el alma para crear comunidades seguras y sanas. Es tanto un manual de autoayuda para encontrar nuestras voces, como un manifiesto de cómo cambiar el mundo para las generaciones venideras".

— **Christine Grumm**, Presidenta y Directora,
Women's Funding Network

"Cheryl Saban, a través de nuestra amistad, me ha ayudado a comprenderme profundamente y a comprender en distintos momentos la jornada de mi vida. Ahora, ha puesto esa sabiduría en un libro, para que todas las mujeres se puedan beneficiar reconociendo su propio valor y realizando todo su potencial".

— **Arianna Huffington**, Cofundadora y Jefa de redacción,
The Huffington Post

"El siglo 21 será definido por la toma de poder de las mujeres que viven en estos tiempos. No hay libro más relevante para esta era que el libro de Cheryl Saban: ¿Cuánto vales como mujer? ¡Alabada sea por guiar al género mayoritario! Cuando las mujeres adquirimos poder con el conocimiento, ¡somos imparables!".

— **Fran Drescher**, actriz; autora de libros de mayor venta del New York Times y defensora de la salud de la mujer

"Tómate el tiempo para leer el libro de Cheryl. Te dará mayor discernimiento para empezar a pensar en tu mundo, de una manera más profunda y reveladora".

— **Mary Hart**, presentadora, Entertainment Tonight

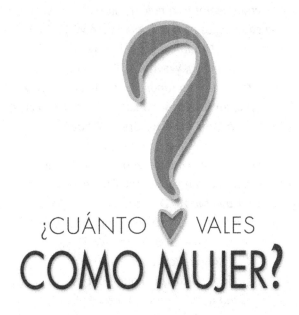

¿CUÁNTO ♥ VALES

COMO MUJER?

Títulos de temas relacionados de Hay House

Cambie sus pensamientos y cambie su vida, Wayne W. Dyer, Ph.D.
La edad de los milagros, Marianne Williamson
Gratitud, Louise L. Hay
Inspiración, Wayne W. Dyer, Ph.D.
Meditaciones para sanar tu vida, Louise L. Hay
En mis propias palabras, Su Santidad el Dalai Lama
La Matriz Divina, Gregg Braden
¡El mundo te está esperando!, Louise L. Hay
Pensamientos del corazón, Louise L. Hay
Los placeres secretos de la menopausia, Christiane Northrup, M.D.
El poder contra la fuerza, David R. Hawkins, M.D., Ph.D.
El poder está dentro de ti, Louise L. Hay
El poder de la intención, Wayne W. Dyer, Ph.D.
Respuestas, Louise L. Hay
Sana tu cuerpo, Louise L. Hay
Sana tu cuerpo A–Z, Louise L. Hay
10 Secretos para conseguir el éxito y la paz interior, Wayne W. Dyer, Ph.D.
Todo lo que siempre deseó saber sobre Su Santidad el Dalai Lama respecto a la felicidad, la vida, el vivir y mucho más, Rajiv Mehrotra
Usted puede sanar su vida, Louise L. Hay
La vida es corta: Póngase sus pantalones de fiesta, Loretta LaRoche
Vive tu vida, Carlos Warter, M.D., Ph.D.
Vivir en equilibrio, Wayne W. Dyer, Ph.D.
¡Vivir! Reflexiones sobre nuestro viaje por la vida, Louise L. Hay

(760) 431-7695 o (800) 654-5126
(760) 431-6948 (fax) o (800) 650-5115 (fax)
Hay House USA: **www.hayhouse.com**®

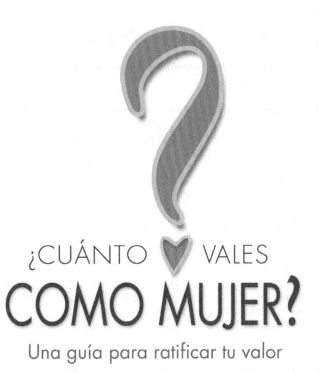

¿CUÁNTO ♥ VALES
COMO MUJER?

Una guía para ratificar tu valor

Por la doctora Cheryl Saban

HAY HOUSE, INC.
Carlsbad, California • New York City
London • Sydney • New Delhi

Derechos de autor © 2009 por Cheryl Saban

Publicado en los Estados Unidos por: Hay House, Inc.
www.hayhouse.com®

Supervisión de la editorial: Jill Kramer • *Diseño:* Jen Kennedy

Traducción al español: Aura María de Wit Merino y el equipo de
Mincor: **www.mincor.net**

Título del original en inglés: *WHAT IS YOUR SELF-WORTH:
A Woman's Guide to Validation*

ISBN: 978-1-4019-2554-3

Impresión #1: Mayo 2009
Impresión #3: Junio 2012

Impreso en los Estados Unidos

Para mis hijas: Tifanie, Heidi y Tanya;
mi hijo, Ness;
mi increíble esposo, Haim;
mis padres Betty y Ken,
y
mi suegra, Virginie,
por conocer y expresar su propio valor
y por siempre reconocer el mío.

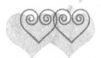

CONTENIDO

Habla con palabras bondadosas y tendrás labios atractivos.
Busca lo bueno en la gente y tendrás ojos hermosos.
Comparte tu comida con el hambriento y
tendrás una figura esbelta.
Deja que un niño recorra tus cabellos una vez
al día y tendrás un cabello hermoso.
Camina con el conocimiento de que nunca estarás
sola y caminarás con garbo.
Te dejamos una tradición con futuro.
El cuidado tierno y amoroso de nuestros
semejantes nunca será obsoleto.
Las personas, más que las cosas, deben restaurarse,
renovarse, revivirse, reclamarse y redimirse y redimirse y
redimirse. Nunca dejes a nadie de lado.
Recuerda, si alguna vez necesitas una mano amiga,
encontrarás una al final de tu brazo.
Conforme vas envejeciendo, descubrirás que tienes
dos manos, una para ayudarte a ti misma,
la otra para ayudar a los demás.
Tus "viejos tiempos" todavía están por venir,
que tengas muchos.

— Sam Levenson (Audrey Hepburn amaba
y a menudo citaba este poema)

PRÓLOGO

De mujer a mujer

Las mujeres somos seres humanos y todos los seres humanos somos valiosos. Es nuestro derecho de nacimiento. El problema no es si las mujeres valemos o no, sino más bien si somos valiosas para nuestras familias, nuestras sociedades y nuestras naciones. Yo creo que ninguna mujer tiene que probar su valor para ser considerada importante, pero *sí* creo que las mujeres deberían contribuir con algo de su valor para sus familias, sociedades y naciones. Es nuestro deber. La realidad, sin embargo, es que a millones de mujeres se les impide cumplir con este deber porque simplemente no se les dan las oportunidades que merecen a causa de su género.

La sociedad no debería cuestionar el valor de la mujer; la sociedad debería darnos las herramientas que necesitamos: atención médica adecuada, educación y entrenamiento en el trabajo, para mejorar nuestras vidas y la de nuestros hijos y, por lo tanto, mejorar la condición de la sociedad en que vivimos. Debido a nuestra naturaleza, somos quienes trasmitimos los valores de la sociedad de una generación a otra; somos quienes enseñamos compasión, compromiso y tolerancia a los futuros líderes del mundo. Esto de por sí nos hace valiosas.

— **Jehan Sadat,** antigua Primera Dama de Egipto;
viuda del expresidente Anwar Sadat

PRÓLOGO

El mundo de dos

Los hombres tienden a exponerse mucho más que las mujeres; por lo tanto, son bastante abiertos. Las mujeres, por otro lado, somos más introvertidas. Sin embargo, cada mujer tiene una personalidad individual: su fuerza escondida excede la fuerza manifiesta de un hombre.

Las mujeres constantemente asumen la responsabilidad, los hombres un poco menos. Las mujeres dan forma al destino de sus hijos; una mujer puede encargarse de los retos que sus hijos confrontan y velar por su desarrollo desde el día en que nacen, hasta el día que dejan el nido familiar..., es un viaje ininterrumpido. Los hombres se quedan sin saber qué hacer ante cualquier crisis familiar, mientras que las mujeres, instintivamente, dirigen su fuerza interna para resolver la crisis. Las mujeres toman el rol de educadoras para guiar a los miembros de la familia y, al mismo tiempo, luchan por crear un sentido de unidad en el hogar y desechar cualquier espíritu de confrontación. Los hombres tienden a escudriñar el horizonte.

Las mujeres controlan el pulso de la vida. Sin un pulso robusto del corazón, es verdaderamente imposible caminar a grandes pasos hacia nuevos horizontes. Las mujeres ocultan su preocupación a los ojos de los demás y, para ese efecto, recurren al maquillaje, restricción e infinita paciencia. Los hombres que cortejan a las mujeres olvidan ciertos hechos vitales: las mujeres son sus iguales, cada mujer tiene personalidad propia, además de ser esposa, madre y amiga. Quien no capta las maravillas de la mujer, no podrá experimentar el sabor del amor y el significado de la vida como pareja.

— **Shimon Peres,** antiguo Primer Ministro de Israel, laureado con el Premio Nobel y actual Presidente de Israel

PREFACIO

¿Por qué tomar en cuenta el valor de una mujer?

El sentido de valor, estima y empoderamiento es un prerrequisito esencial para una sociedad global que propone paz, armonía e igualdad. Nuestro propio sentimiento del valor debería ser confiado, fuerte, sólido, firme, y no cuestionable, igual al de un hombre. Fin de la historia. Desdichadamente, *ese* no es el fin de la historia. Y la historia de las mujeres y las niñas, de hecho, es *muy* diferente a las de los niños y los hombres. Tal vez es porque, con el paso del tiempo, *nuestro* cuento se ha perdido en la traducción de rituales y culturas.

¿Está el valor de la mujer proscrito por la sociedad? ¿Deben las mujeres probar su valor? Basados en la forma en que generalmente somos tratadas, ¿acaso hay un mensaje oculto de que tenemos menos valor que nuestras contrapartes masculinas? Ante tal pregunta, la mayoría de nosotras nos indignamos y nos defendemos diciendo: "¡Claro que no!" Sin embargo, si las mujeres somos igualmente evaluadas y validadas como individuos, ¿por qué debemos luchar continuamente por equidad y una porción justa de la gratificación del mundo? Aunque estoy segura que todos los ·seres humanos argumentarían que *nunca* debería realizarse una evaluación acerca de nuestro valor innato basada en el género, origen étnico o estatus económico. El trabajo de una mujer (particularmente, la labor no remunerada de trabajos domésticos y educación de los hijos), a menudo está subvaluada y no es considerada como un trabajo.

Bajo circunstancias debilitantes como pobreza, dependencia y analfabetismo, es sorprendente que las mujeres que viven en tales condiciones puedan tener una visión positiva de ellas mismas, especialmente cuando el mundo en general no apoya sus esfuerzos para lograrlo. Por supuesto, estoy generalizando, pero aún en términos generales, las estadísticas acerca del estatus de las mujeres en todo el mundo sugieren que, definitivamente, necesitamos cambiar nuestra historia. ¿Pero, cómo podemos hacerlo? La forma es: reconociendo nuestro inigualable lugar en la vida y entendiendo nuestras conductas.

No pretendo ser una autoridad en estudios sobre mujeres, sin embargo, soy una persona que se interesa por el lugar de la mujer en la sociedad, alguien que ve nuestra habilidad de usar nuestras voces inigualables, como algo vital para el bienestar de nuestros hijos y de futuras generaciones. Al terminar mi doctorado en psicología, me sentí impulsada a escribir acerca del valor de la mujer, aunque mi enfoque particular es sobre las enfermedades crónicas de los niños.

En la vida de muchas mujeres, los niños son el foco central, incluyéndome. En los labios y corazones de las mujeres por doquier, hay oraciones por su bienestar y salud. De hecho, *las mujeres y niños* han sido clasificados como una unidad, donde el bienestar y el éxito de uno afecta las perspectivas del otro.

Toda mi vida he tenido interés en ayudar a los niños, tal vez se cristalizó en mi juventud, cuando me ofrecí como voluntaria para enseñar a nadar a niños y niñas discapacitados. Consecuentemente, mi exploración de la conducta humana y mi deseo de obtener un doctorado en psicología surgió de mi interés en el bienestar de los niños. Realicé mi práctica profesional en el Hospital de niños de Los Ángeles, donde trabajé con niños con cáncer y otras enfermedades de la sangre. Irónicamente, esta experiencia me brindó una oportunidad única de colocar mi atención en las mamás y, por extensión, en todas las mujeres.

El ambiente y naturaleza de un hospital para niños no se parece a ningún otro. En un mar de angustia, los padres (sobretodo las madres) permanecen sentados por horas con sus pequeños enfermos, esperando los tratamientos, observando sus resultados, y sintiendo en carne propia el dolor que sus hijos físicamente tienen que soportar. Para muchas de estas mujeres, los recursos son escasos. Pasar días sin fin en un hospital con un hijo enfermo significa que los demás miembros de su familia que se quedan en la casa, no están siendo atendidos. Muchas también están preocupadas pensando de dónde va a salir la próxima comida.

Me pregunto cómo se las pueden arreglar estas mujeres. Tengo cuatro hijos, dos de ellos todavía son menores, pero puedo darme el lujo de obtener ayuda, no estoy preocupada por mi próxima comida..., o de hecho, ninguna comida en un futuro cercano. Generalmente, (aunque no siempre) estas mamás, que diariamente iban al hospital, eran de un estrato económico bajo de la comunidad y, entre otras cosas, estaban luchando con un sistema de atención médica inadecuado lo cual se sumaba a sus dificultades. Estas mujeres estaban bajo un enorme estrés, sin embargo las veía día tras día llevar esa carga con un sentido de propósito, sin queja, buscando diligentemente alivio para sus hijos y mostrando una profundidad de fuerza interior en situaciones que a la mayoría de nosotras nos harían postrarnos de rodillas.

Estas madres se convirtieron para mí en heroínas anónimas. Es por ellas que empecé mi investigación de dónde estamos como mujeres, cómo somos evaluadas o menospreciadas por la sociedad y, más importante, cómo somos capaces de desarrollar un sentido de merecimiento propio a pesar de todo.

Aunque no estoy ejerciendo mi doctorado como psicóloga clínica, mi interés en la conducta humana, particularmente en lo que se refiere a mujeres y niños, es infatigable. No se necesita ser una investigadora, estadista o académica para darse cuenta que el reconocimiento y aceptación del valor de la mujer, hasta cierto punto, ha sido dejado a un lado. Con todo lo demás que hacemos, tal como carreras, familia, matrimonio y sociedades, nuestro sentido de valor no tiene prioridad, se relega detrás de las necesidades y deseos de otros en nuestro rebaño. ¿Por qué sucede eso? ¿por hábito? ¿necesidad? ¿presión social o cultural?

Aunque veo el valor de una mujer a través de mi propia visión (la cual, incidentalmente, está bastante teñida de rosa), el estatus *general* de mujeres y niñas es un problema global tal, que una de las metas del United Nations´Millennium Development Goals for 2015 es: "Promover la igualdad de género y empoderar a las mujeres".

Por lo tanto, he hecho un compromiso personal de usar mis habilidades, mi voz y mis recursos para ayudar a que se manifiesten estas metas, escribiendo ensayos, con blogs y artículos acerca de mis compañeras mujeres, sirviendo de voluntaria en eventos de caridad, apadrinando mujeres en países desolados por guerras y donando fondos a organizaciones que promuevan nuestra igualdad, libertad y habilidad de ser oídas. Una de estas organizaciones es la International Women's Media Foundations que apoya a valientes mujeres periodistas en todo el mundo; otra es la Women´s Funding Network, que dona dinero a mujeres.

Mi meta con este libro es colocar al frente, la expresión del valor propio de las mujeres para darle importancia a nuestro escenario central de validación. Nuestro enfoque colectivo ayudará a lograr algunas de las metas de las Naciones Unidas estimulando, no sólo la *conciencia* global, sino también la *acción* global. Nuestro estatus y nuestra participación en la sociedad tienen que ser parte de un diálogo bilateral abierto y continuo, significando que no sólo debe darse en círculos de mujeres, sino también en *todo* círculo. No se trata nada más de que hemos tenido ganancias monumentales en algunas áreas, ya que tampoco podemos negar que continuamente nos topamos con tradiciones anticuadas, religiones fundamentalistas y un círculo estereotipado de mente machista dominante. Existe una actitud persistentemente predispuesta contra el género femenino, estereotipando y encasillando: un gran bloqueo contra el que nos tropezamos.

Esa resistencia sistemática a que las mujeres tengan un estatus de igualdad no sólo existe en países en desarrollo, donde la necesidad para recursos centrados en la mujer es obvia, también es evidente en los Estados Unidos y otras sociedades occidentalizadas, donde no debería ocurrir. Aún aquí en Estados Unidos, donde damos nuestros derechos por sentado, el valor y autenticidad se cuestionan por rutina, o se retan, tanto de maneras sutiles como obvias.

Tomemos por ejemplo, la disparidad que persiste en los salarios de mujeres y hombres. Aunque la Ley para igualdad de pago (EPA por sus siglas en inglés) se aprobó en 1963, lo que se hizo para protegernos de la discriminación de sueldos, la mujer todavía gana un promedio de $196 dólares a la semana menos que los hombres *en los mismos empleos*. Esta discrepancia ¿nos dice algo acerca de nuestro valor? Sí, así lo creo. Y consideren el valor (o la falta de) que se le da a la labor sin paga de la mamá que se queda en casa. Mientras esté casada o mantenida por otros, puede hacer lo que quiera. Pero cuando esa ayuda se acaba, ¿cómo puede pedir préstamos basada en los derechos de tiempo y esfuerzo que empleó como ama de casa, para continuar manteniendo a sus hijos?

Recuerdo haberme sentido yo misma bastante devaluada cuando volví al trabajo después de divorciarme. Mis habilidades como ama de casa y madre no me dieron un título, ni me sirvieron de escalón para obtener un empleo en recursos humanos o en administración de oficina, para lo cual creo que las amas de casa y madres estamos entrenadas, en virtud de la experiencia en ese campo. Las mujeres que pueden sentir tales retos más intensamente son las mujeres negras, mujeres en circunstancias económicas comprometidas y madres solteras con poco apoyo externo. Pero aun las mujeres con altos recursos, tales como senadoras o candidatas a la presidencia, pueden llegar a tener que defender sus posiciones.

El conocimiento nos da poder, puede haber *paz al entender*. Pero, también debemos tomar medidas preventivas pacíficamente. Observando de manera honesta cómo la sociedad ve a la mujer y cómo nos vemos a nosotras mismas, podemos inspirarnos para actuar. Por lo menos, estaremos mejor preparadas para empoderar a las futuras generaciones y eso es necesario para atraer un cambio permanente.

Mi esperanza es que leyendo *¿Cuánto vales como mujer?* podrás tener una mejor perspectiva de tu lugar en el mundo y entonces, asumir tu control. Que este libro te sirva como guía: una linterna en tu caja de herramientas para iluminar lo que tú *personalmente* puedes hacer para asegurarte de vivir tu vida con todo tu potencial y, por lo tanto, confiar en tu propio valor.

INTRODUCCIÓN

Dentro de los corazones y mentes de las mujeres

*"Empieza lo que puedas hacer o sueñas que puedes hacer.
La intrepidez tiene genio, poder y magia".*
— **Johann Wolfgang von Goethe**

La jornada que empecé escribiendo *¿Cuánto vales como mujer?* me permitió entrar de visita al corazón y a las mentes de cientos de mujeres increíbles de todo el mundo. Encontré que las preguntas acerca de nuestro valor surgen amenazadoramente. ¿Nos consideran generalmente tan valiosas como los hombres? ¿Es todo color de rosa en lo que a nosotros concierne? ¿Como género, hemos logrado nuestra tan buscada igualdad o todavía existe la tendencia a que nos consideren objetos? ¿Conoce el mundo nuestra esencia o valor? ¿Somos ciudadanas de segunda clase designadas para seguir las órdenes de otros? ¿Recibimos el respeto y la atención que merecemos?

No son nuevas interrogantes. Los libros de texto en clases de estudios de género están llenos de estadísticas y datos de investigación, describiendo la complicada historia del sentido del valor y poder personal de la mujer. Aunque las preguntas no son nuevas, las respuestas tampoco son fáciles. Parece que la mujer continúa enfrentando el reto de expresar y tener acceso a un sentido de valor propio y las respuestas a preguntas acerca de ¿cómo defines tu valor?, están matizadas por época, lugar y cultura.

Cuando empecé a buscar cómo contestarme estas preguntas, empecé pidiendo a amigas y parientes que compartieran sus opiniones. Me sentí tan llena de energía ante los comentarios e historias emocionantes que escuché, que puse un cuestionario en el Internet (**www.cherylsaban.com**) invitando a participar a las mujeres del espacio cibernético global. Recibí como regalo una lluvia de experiencias, algunas veces conmovedoras, pero siempre inspiradoras. Los cientos de respuestas que recibí venían de mujeres de varios países y etnias, de todos los caminos de la vida y de diferentes categorías económicas; y las encuestadas accedieron amablemente a compartir sus historias personales y percepciones con ustedes.

Las preguntas que les hice fueron:

- ¿Qué hace valiosa a una mujer?

- ¿Qué define tu valor personal?

- ¿Puedes recordar una experiencia en tu vida que te haya hecho sentir valiosa?

- ¿Qué te gustaría que la juventud de hoy (tanto hijas como hijos) supieran acerca del valor de una mujer?

- ¿Has sabido siempre que valías la pena o tuviste que aprenderlo para poder experimentarlo, o sea, *trabajar* para ganártelo?

Muchas de las historias reveladoras que recibí, y que me hicieron pensar, están contenidas en una sección al final de cada capítulo de este libro bajo el encabezado: "Sabiduría de tus semejantes". Aunque tal vez reconozcas los nombres de algunas famosas encuestadas tales como: Jamie Lee Curtis, Diane von Fürstenberg, y Mary Steenburgen, la mayoría de las participantes van a ser desconocidas para ti.

Cuando leas sus comentarios, (que han sido editados para mayor claridad) podrás notar que faltan algunas estadísticas de identificación y podrías pensar que cometí un error o que inadvertidamente dejé fuera información pertinente. No te alarmes, estoy consciente de las discrepancias. El cuestionario fue hecho de tal manera que permitiera anonimato total o parcial a las que contestaron y así lo quisieron. Aunque se daba una opción para escribir el lugar de nacimiento y la profesión, estos asuntos no eran obligatorios. Algunas mujeres sólo pusieron sus nombres; otras, una ocupación y otras, dejaron en blanco unas o todas las líneas de identificación personal.

A pesar de que mi investigación para este libro no encaje en los parámetros, ni llene los estándares requeridos para una investigación *científica de buena fe,* los resultados son convincentes. Es interesante notar la profesión o país de origen de algunas de las encuestadas, aunque eso no sea necesario para apreciar el contenido. Garantizo que *todos* los comentarios e historias tendrán una resonancia. Vas a leer acerca de mujeres como tú, pero también podrás echar un vistazo, a través de una ventana única, a las experiencias de aquellas que viven existencias muy diferentes a la tuya. Y te invito a participar, como lo han hecho cientos de otras mujeres, tomando en cuenta las preguntas y ejercicios de evaluación personal que aparecen en este libro.

Trabajando con este libro

Compilé *¿Cuánto vales como mujer?* para afrontar los temas principales o dominios de la vida de una mujer. Al final de cada capítulo incluí varios segmentos adicionales, que esencialmente contienen un cuaderno de ejercicios, los artículos para que trabajes y puedas hacer referencias a ellos periódicamente. Incluyen:

- **Tareas personales,** las que te piden que te enfoques en elementos específicos de tu vida.

- **Sabiduría de tus semejantes,** que como mencioné antes, son historias y comentarios recabados de cientos de mujeres que respondieron a mi cuestionario en línea.

- **Preguntas de tu diario personal,** que son investigaciones *sugeridas* para poner en marcha tu búsqueda personal, para ayudarte a acercarte a tu "yo interno" y finalmente, reconocer tu propio valor.

- **Afirmaciones de automerecimiento,** que son una serie de afirmaciones positivas desarrolladas usando el acrónimo *S.O.R.T.H.: Sabiduría, Optimismo, Responsabilidad, Tenacidad y Honestidad* (W.O.R.T.H. por sus siglas en inglés que también significa valor).

Por diseño, no hay reglas específicas para las tareas personales y preguntas del diario al final de cada capítulo. A propósito, intercalé los temas de estos segmentos por todo el libro, relacionándolos a menudo, con el tema actual del capítulo, aunque no siempre. La idea es inspirar una reflexión *holística* de tu parte. Una parte importante de la experiencia total de este libro es tomar un respiro al final de cada capítulo para pausar y reflexionar en las condiciones de valor, así como en tus experiencias de vida hasta este momento.

Es importante tomarte tu tiempo para escribir tus pensamientos e investigar tus sentimientos en un diario, (puedes usar el que proporciono en mi página de Internet, o puedes comprarte uno). Muchas mujeres han compartido que el ejercicio de escribir sobre papel es sorprendentemente satisfactorio y personalmente revelador. Según como te respondas a ti misma, puede inspirarte una nueva perspectiva, ya que después de todo, tu vida *es* una jornada personal.

Aunque puedes encontrarte luchando con las respuestas a las preguntas que te planteo acerca del valor, házte un favor y sopésalas de todos modos. ¿Cuál es tu moneda personal? Te explicaré el contexto dentro del cual yo uso la palabra moneda más detalladamente en capítulos posteriores, pero para aclararlo, por favor toma nota que no me refiero a un equivalente monetario a quién eres, más bien me gustaría conocer el sentido de poder, estima y validez que *tú misma te asignas*. Tu moneda personal es la que usas para moverte en este mundo; es cómo te relacionas con otros, además de cómo impactas el entorno donde funcionas.

El reconocimiento y percepción de tu propio valor, tu valor innato y tu potencial, te ayudarán a alinearte con el grupo colectivo. Ese esfuerzo grupal dará origen a una nueva tendencia global que *promueva y celebre* a la mujer en vez de estratificarnos, estereotiparnos y oprimirnos. La meta de esta colaboración, y la sabiduría de nuestra experiencia colectiva, es iluminar esas facetas suprimidas y oscuras de nuestras identidades individuales: *nuestra esencia*. En otras palabras, trabajemos juntas para revelar el valor que existe ahí, sin importar si la luz está encendida o no.

Finalmente, este libro es un testimonio de la resistencia de las mujeres. Es un sistema en parte recuperación, en parte guía y en parte jornada, siendo el resultado final un sentido de satisfacción. *Sabemos que valemos, y que todas y cada una de nosotras tiene la habilidad de definir, exponer y añadir lo que eso significa.*

Ahora te toca a ti pasar la antorcha. Tus amigas mujeres y los miembros de tu familia necesitan entender que valen la pena y son valiosas por quién y qué son *por dentro*. Y los hombres en tu vida también deben recibir este mensaje. Es muy necesario.

La intención del material en estas páginas debe proveer al menos tres cosas: una ventana, una brisa y un par de alas. La ventana es para que puedas ver a través de ella, tanto hacia delante como hacia atrás; para visualizar lo que tú y yo, y otras mujeres como nosotras hemos hecho, dicho y sentido acerca del tema de nuestro valor y hacia dónde tales descubrimientos pueden llevarnos. La ventana es un punto ventajoso y seguro desde donde puedes ver unos cuantos episodios de mi saga personal, y ser testigo de lo que otras muchas mujeres predecesoras han experimentado, sin tropezar con la misma sección rocosa del camino.

La brisa es para calmar tu alma, refrescar tu memoria de los momentos en el tiempo que más te alborozaron: las profundas experiencias que te hicieron suspirar de satisfacción. Esta brisa metafórica está ahí para elevarte, oxigenarte, despertarte, levantarte y tal vez liberarte.

El par de alas es veleidoso, pero imagínalo de todos modos. Úsalas para volar a través de tus recuerdos: para hacer las paces con tu pasado y para tener una mirada más amplia, más global, de tu vida. Date gusto y permite que tus alas te lleven donde quiera que *tú* quieras ir. Usa las preguntas en estas páginas para desarrollar tus sentimientos internos, volverte la historiadora de la vida que has escogido. Mientras vuelas, no importa cuándo o dónde te embarques en tus viajes, recuerda decirte a ti misma cuánto vales... porque, niña, *tú* eres la encargada de establecerlo y *tú* eres la que necesita avalarlo y proyectarlo.

Mujeres de todo el mundo me describieron lo que significa para ellas el valor, cómo lo realizaron, lo lograron, lo desearon y lo encontraron. Mujeres de todas las edades, todos los caminos de la vida y todos los entornos socioeconómicos han dicho, en la definición colectiva del valor de la mujer, que la verdad acerca de nuestro valor prevalece, aunque está claro que generalmente hemos sido definidas por un espíritu del tiempo dominado por machos. Cada una de nosotras tiene un interés en redefinirlo; nosotras decidimos la narrativa que vamos a compartir y después dejar atrás.

La verdad acerca del valor propio esencialmente, destila un sentido de moneda personal o sea, poder personal, responsabilidad personal y respeto personal. En estas páginas encontrarás la senda: el método, los criterios y el resumen para asesorar, proyectar y celebrar tu propio valor. Atiéndelo. Poséelo. Házlo.

Nosotras las mujeres debemos tomar nuestros sitios en la mesa redonda proverbial, porque debemos ser una parte igualitaria del diálogo de la sociedad, para poder lograr ese estatus. Tal vez entonces, cuando la verdad acerca de nuestro valor y validez haya salido a la luz, podremos finalmente persuadir a nuestra sociedad global para *que crezca*.

"Conocer a otros es sabiduría,
conocerte a ti mismo es iluminación".
— Lao-Tsé

PRIMERA PARTE

Evaluar: ¿cómo definimos el valor de una mujer?

"Todos nacemos merecedores.
Merecedores de amor, merecedores de éxito".
— **Jamie Lee Curtis** madre, actriz,
escritora y activista, California

"Siento que las mujeres tenemos los mismos estándares de
merecimiento que los hombres: compromiso a un alto nivel de
responsabilidad personal y cívica, interés en los seres humanos
con los que compartimos nuestro espacio (de cerca y de
lejos) y una dicha de ser, que puede ser expresada creativa o
espiritualmente. Tenemos sin embargo, una responsabilidad
más: continuar de alguna manera el trabajo del feminismo y
eso puede significar un montón de cosas".
— **Shauna McKenna,** Minnesota

"Lo que hace valiosa a una mujer es su fuerza, su coraje y contar su verdad. También su habilidad de mostrar su fuerza, amor e interés a su entorno, incluyéndose a ella misma".
— **Zainab Salbi,** Fundadora y Directora de Women for Women International, Iraq

"¿Qué hace a una mujer valiosa? Cada ser humano tiene un valor. Antes de pensar en mi femineidad, pienso en mi humanidad para sentirme merecedora. Nunca, ni por un momento, me he sentido 'disminuida', (aunque algunas veces el mundo me ha invitado a ello) por haber sido privilegiada al nacer mujer. Me regocijo en el hecho de que traje dos niños al mundo y dos hijastras que he nutrido con todo mi corazón. Me deleito en mi 'femineidad', la cual incluye mi terquedad, mi flexibilidad, mi ambición y mi actitud de tolerancia. Nunca me disculpo por mi edad. Me gusta tener la edad que tengo. Me siento más valiosa como una mujer de 54 años que lo que me sentí en mi juventud. Y eso es algo bueno. No quiero que mis hijas tengan miedo de envejecer. Quiero ser un ejemplo para ellas por haber vivido una vida plena y aceptada con orgullo".
— **Mary Steenburgen,** actriz, activista, ser humano, Arkansas

CAPÍTULO UNO

Haciendo inventario: reconocimiento y responsabilidad

*"Toda la teoría del universo está dirigida infaliblemente
a un solo individuo: particularmente a Ti".*
— Hojas de Hierba, **Walt Whitman**

¿Cuál es tu moneda personal? ¿Qué sientes que puedes ofrecer al mundo? ¿Y a esa ofrenda, se le ha dado el valor, la validez y el respeto que merece? ¿Estás contenta de ser mujer? Cuando te juzgas, como todas lo hacemos, ¿cómo te mides? ¿Eres una parte equitativamente apreciada por la sociedad? ¿Eres predecible? Por ser mujer, ¿sientes que tienes que hacer concesiones? ¿Qué viene a tu mente cuando consideras tu valor como mujer? Este tema puede exponer emociones y respuestas que pueden sorprenderte.

Por ejemplo: ¿Cuáles son las reglas o herramientas que usas para medirte? Piensas en:

- ¿Tu matrimonio?
- ¿Tu habilidad de mantener a tus hijos?
- ¿Tu éxito en tu lugar de trabajo?
- ¿Tus amistades y relaciones familiares?
- ¿Tus aficiones y pasatiempos?

- ¿Tu sentido de bienestar y realización?
- ¿Tu dedicación para ayudar a otros?
- ¿Tu fe?

¿Acaso tomas en consideración *tu* valor? Tal vez no con tantas palabras, pero el tema de merecimiento o valor probablemente te llegue una y otra vez, y se manifiesta en conductas y estereotipos de género que no te vienen bien. ¿Acaso la idea de ser un objeto conjura imágenes significativas? (Piensa en *objeto, juguete sexual,* etcétera) ¿Qué tal *estereotipos* de género? ¿Alguna vez te has encontrado identificándote automáticamente con palabras tales como: *débil, frágil o indefensa?* Son adjetivos que se usan a menudo para describir a las mujeres.

Vivimos en una era obsesionada con la obsesión: un desorden psicológico en que los individuos se apegan con insistencia a una idea o sentimiento a menudo irracional, o un defecto que perciben o imaginan desde donde observan. Los desórdenes alimenticios, obesidad, desórdenes obsesivo compulsivos y desórdenes dismórficos del cuerpo caen en esta categoría. ¿Acaso estamos cometiendo el grave error de usar esa manera de pensar perturbada, para regular nuestra percepción general de valor propio? ¿Asociamos delgadez con perfección, o consideramos las variantes en tipos de cuerpo como defectos? Cuando consideramos que casi diez millones de mujeres en los Estados Unidos están luchando con desórdenes alimenticios, podemos empezar a cuestionarnos...

¿Somos acaso incapaces de fijar nuestros propios estándares? Interpretaciones equívocas e inadaptaciones a influencias externas *e* internas pueden volvernos como niñas en estado de desamparo. El "Complejo de Cenicienta " (una teoría descrita por primera vez por Colette Dowling en su libro de 1981 con el mismo nombre) sugiere que, realmente, las mujeres *tienen miedo* de la independencia y tienen un deseo inconsciente de ser protegidas.

Aunque es posible que algunas de nosotras hayamos sido programadas previamente con esta tendencia, no usaría la palabra *indefensa* para describir a la mayoría de las mujeres que conozco, ni creo que estés dispuesta a usar esta descripción para ti. Sin embargo, date cuenta que ese deseo inconsciente puede haber estado incluido en la bolsa de trucos que te dieron cuando joven y podría invadir tu conducta cuando menos te lo esperes. Aquí hay una nota importante para que la apuntes en tu diario personal: *rebélate.* Juega con tus fuerzas, no tus debilidades. Tu mejor activo es la confianza, pero también es tu mejor atractivo de seducción, en caso de que esto sea una cuestión para ti.

¿Por qué es importante entender tu verdadero valor o moneda personal? Voy a atreverme a decir que no sólo es importante que reconozcas tu valor innato, es *crítico* que lo hagas. De eso depende virtualmente tu supervivencia y sentido de bienestar.

Descubriendo el significado de <u>Valor</u>

¿Qué significa *valor* para ti? ¿Cómo lo defines o lo evalúas? ¿Hay acaso una medida general verdadera para todas nosotras? Lo más seguro es que te hayas formado un concepto de lo que son el *valor propio* y *la autoestima* pero, para ser claros, puede ser útil analizar estos términos. Los usamos tan a menudo que su significado puede haber perdido fuerza.

De acuerdo al muy respetado *Diccionario Oxford American,* *valor* significa: "Suficientemente bueno, importante o interesante para justificar una acción específica". El tesauro incluye estos sinónimos*: mérito, valor, excelencia, calibre, cualidad, estatura, eminencia, importancia, significado y distinción.* Estas palabras ayudan a sintetizar lo que difícilmente puede ser definido en forma limitada.

La siguiente lista de términos puede ayudar a aclarar un poco más el concepto.

- *Autoestima:* El valor, respeto y honor que te tienes.

- *Condiciones de valor:* Los haz, no hagas, deberías, no deberías, con los que vives para poder sentirte apreciada y aceptada por otros.

- *Autoconcepto:* El conjunto organizado de percepciones e ideas que tienes de ti misma.

- *Autoactualización:* El principio de conducta humana que afirma que tú luchas para desarrollar tus capacidades y talentos al máximo, desarrollándote y resaltando tu ser interno.

- *Autoeficiencia:* Tu expectativa de que puedes hacer frente y dominar efectivamente las situaciones, así como lograr los resultados deseados con tu esfuerzo personal.

- *Estratificación social:* La clasificación de los individuos en grupos dentro de una cultura.

- *Elasticidad:* Ser capaz de soportar o de recuperarte rápidamente de condiciones difíciles.

¿Cómo te sientes contigo? ¿Eres tu admiradora número uno? ¿Te mueves torpemente, aceptando a ciegas las reglas ajenas?

Recuerda que nuestra cultura y nuestro medio ambiente típicamente imponen marcadores y estándares para la instauración de dominio y validez. Aunque esos marcadores a menudo proveen el contexto de viabilidad al medir una aptitud específica, o la habilidad para un proyecto en particular (tal como entrar a una escuela de medicina). En otros casos, los rituales y hábitos no sirven más que para controlar nuestra conducta. "La tendencia al conformismo", presión de nuestros iguales y los mensajes de los medios, explotan nuestras vulnerabilidades y también pueden presionarnos a creer que no somos bellas, perspicaces o valiosas a menos que seamos parte de una tendencia específica.

Tómate un momento para dejar que tu mente flote lejos de los marcadores culturales inducidos para validarnos, a los cuales has estado sujeta. ¿Puedes resistir las clasificaciones y cambios externos, incesantes, a los que la sociedad te tiene sujeta, y ver la increíble persona que eres? ¿Puedes *sentirte* validada y valiosa? ¿Te puedes conceder ese nivel de respeto? Entiende que cuando reconoces tu valor innato, te inclinas más a luchar para lograr tu potencial y al hacerlo *serás* feliz.

Las mujeres de éxito exudan una sensación de confianza *en ellas mismas.* Una de las cosas comunes en estos individuos es su habilidad de aprovechar sus propios pensamientos y conductas, de atraer a sus vidas una gran cantidad de intención personal. Se dan cuenta de que son las directoras de sus propios destinos y por lo tanto, toman una postura positiva hacia el futuro. Son gente feliz; y por feliz me refiero a una experiencia de satisfacción, alegría o bienestar positivo. Es el sentido de que la vida en general es buena, significativa y vale la pena.

¿Te encuentras ahí? ¿Piensas que puedes crear ese tipo de vida para ti? Especialistas en el campo de la psicología y conducta dicen que sí se puede. Armada con la sabiduría y reflexiones de cientos de mujeres que respondieron a mi cuestionario acerca de su valor, te voy a enseñar cómo.

El primer paso para reconocer y tener acceso a tu valor, importancia y sentido de realización es hacer una *evaluación personal* honesta. Tómate un tiempo en calma, donde puedas tener privacidad, y piensa.

Toma tu diario y un lápiz, y contesta las siguientes preguntas:

- ¿Eres feliz?
- ¿Qué te produce alegría?
- ¿Qué contribuciones haces?
- ¿Te sientes reconocida por estas contribuciones?
- ¿Te satisfacen tus relaciones?
- ¿Nutres y disfrutas tus relaciones?
- ¿Estás logrando las metas que te propones?
- ¿Tus actividades y forma de vida contribuyen a tu sentido de valor y bienestar?
- ¿Tomas responsabilidad personal por tus acciones?
- ¿Algo o alguien dicta lo que debes sentir o cómo debes actuar?

Si no quieres escribir las respuestas a estas preguntas, por lo menos tómalas en cuenta. Y siéntete libre de agregar las interrogantes más específicas de las particularidades de *tu* vida.

Una evaluación de quién eres y dónde estás parada es vital para tu habilidad de funcionar libremente en el mundo. Sé creativa y evalúate con *estilo*. ¿Te parece esto frívolo? No debería, ya que es un alegre reconocimiento de quién eres. Evaluando y reconociendo tus habilidades te validas, y es necesario que puedas hacerlo para que alguien más pueda validarte.

Yo misma me formulé todas las preguntas de la página anterior y admito que las primeras respuestas que escribí fueron muy breves y con pocos detalles. Pero en la medida que me permitía más tiempo para pensar, llegué a recordar cosas de mi vida y de cómo me siento verdaderamente acerca de algunos recuerdos en particular. Mis evaluaciones personales, y respuestas desde el alma a preguntas difíciles, me han ayudado a conocerme. El diario en el que escribí todo esto, se ha convertido en mi historia sin fin y para mí es un tesoro.

Para tu información, cuando te evalúas y te validas, estás aceptando la verdad acerca de quién eres. Esto no es una forma de rendición, aunque tu mente insegura podría llevarte a esa conclusión temporalmente. Por favor, rebélate. Acepta tu evaluación como *reconocimiento intencional*, lo cual suena más como poder y autodeterminación que como rendición. Cuando puedes aceptarte como un individuo, te vuelves más convincente como participante del colectivo.

¡Sé dueña de tu vida!

Evaluar tu vida demanda un cierto nivel de orgullo, respeto y coraje porque significa que estás tomando responsabilidad por ella. Responsabilidad también sugiere posesión de tus pensamientos y acciones, así como del *resultado* de tus acciones. El camino escogido puede *no* ser el más fácil, y parte de tu desarrollo completo *serán* los dolores de crecimiento. Nadie dijo que la vida y el crecimiento serían fáciles.

Es una buena idea aprender a ser responsable cuando joven (o sea, a una edad dispuesta y absorbente). Así, si eres madre, espero que enseñes a tus hijos a ser independientes y seguros de sí mismos desde pequeños. Dales la oportunidad de resolver sus problemas, lo que incluye permitirles fallar ocasionalmente, para que ellos mismos puedan encontrar la manera de triunfar. Se necesita coraje para dejar a tus niños que encuentren su propia identidad; pero, créeme, se van a beneficiar y tú también tendrás un sentido de realización.

Personalización es un término psicológico usado para describir cuando los individuos se separan o se distinguen de otros, y es una gran parte del descubrimiento personal. Todos lo hemos hecho; es una transición natural, aunque algunas veces difícil. Si tenemos hijos adolescentes, sabemos cómo se siente y podemos estar seguras de que nuestras madres se sintieron igual.

Cuando las culturas, los rituales y las costumbres establecen restricciones, individualizarse puede ser especialmente engañoso. Por ejemplo, en varias partes del mundo las mujeres son continuamente estratificadas y marginadas. Muchas mujeres son relegadas a roles y deberes prescritos por tradiciones culturales anticuadas y reglas que hacen la vida difícil, ardua y, en algunas ocasiones, aparentemente sin esperanza. A las niñas rutinariamente se les niega la educación, derecho de posesión y poder sobre sus cuerpos. Así que la sugerencia de oponerse al sistema y hacerse cargo de sus vidas puede parecer tan absurda como decirles que vuelen como pájaros.

Sin embargo, continuamente salen a la superficie historias de mujeres, en circunstancias terribles y limitantes, que se las arreglan para actuar y cambiar para mejorar sus vidas, a pesar de las desventajas en su contra. Un ejemplo notable es *Ayaan Hirsi Ali,* quien elocuentemente comparte su epopeya en su libro *Infiel.*

Nacida en Mogadishu, Somalia, Ali se ha atrevido a criticar al Islam, un desafío que podría costarle la vida. Su guión cinematográfico para la película *Sumisión* de Theo Van Gogh, la cual critica la posición de las mujeres en las sociedades islámicas, dio como resultado amenazas de muerte en su contra. (El propio Van Gogh fue asesinado en 2004 por un musulmán). Ali, a pesar de los verdaderos peligros que enfrenta, y tal vez a pesar de su educación como una obediente hija musulmana, se ha convertido en una defensora sincera de las mujeres y una activista política. Aunque ahora vive y trabaja en un lugar oculto en Holanda, su historia, como la cuenta en *Infiel,* revela sus profundas convicciones y su decidido coraje. Léelo y llora... Ayaan Hirsi Ali es una verdadera heroína.

Tus ambiciones y metas no son tan diferentes a las de las mujeres de otras culturas. A pesar de que tus circunstancias cotidianas puedan ser diferentes, puedes encontrar tu valentía. No importa tu edad, piensa en ti como la directora y productora de tu vida, más que como la actriz adjunta en la vida de alguien más. *Toma posesión* de tu lugar en el planeta. Para variar, toma en cuenta lo que pudiera ser bueno *para ti.*

De una forma concreta, cuando te sientes dueña de tu valor, honras a todas las mujeres, y el efecto gradual de tus acciones llegará a todos los rincones del globo. Como parte de tu inventario y evaluación personal, piensa un poco en los siguientes ejercicios y escribe las respuestas en tu diario.

- **Haz una lista de tus deberes y obligaciones actuales,** (tales como: consejera personal, madre, esposa, al cuidado de padres ancianos, cocinera, ama de casa y contadora).

- **Haz una lista de tus metas de vida,** (por ejemplo: escalar el Monte Everest, volverte socia de tu bufete de abogados, criar niños contentos y saludables y tener una relación satisfactoria).

- **Describe tus habilidades o talentos innatos,** (los cuales te llegan a través de los pasatiempos que te gustan y las actividades en las cuales eres sobresaliente, tal vez incluyendo: buen trato con la gente, actitud positiva, talento para organizar y paciencia).

- **Identifica lo que interfiere en tu camino para lograr tus metas.**

- **Considera nuevos pasos que puedan realizar tus aptitudes y aprende nuevas habilidades.**

Sin una percepción personal de tus habilidades, metas y retos, puedes perder de vista tus elecciones. Cuando combatas la necesidad de aceptar sin discriminación lo que la sociedad dicta, experimentarás un enorme sentido de libertad. *Tienes* opciones en la vida, nada más debes estar dispuesta a usarlas.

Encendiendo tu luz

Las mujeres somos inherentemente tan valiosas, inapreciables y válidas como los hombres, pero nuestra *posesión* de esta realidad puede ser más tenue que la de nuestra contraparte masculina. Eso es porque hemos sido educadas en una tendencia cultural que define roles específicos y formas de conducta de los géneros, los cuales dictan cómo debemos actuar, ya sea que esas acciones sean benéficas para nosotras o no.

Como algo al margen, aunque a menudo hago referencia a la tendencia dominante masculina, en este recorrido no se trata de atacar a los hombres, yo *amo* a los hombres. Como tú, tengo varios hombres en mi vida que adoro. La búsqueda de justificación no es para culpar o vengar.

De todos modos, por favor, piensa en esta expedición en la cual te estás embarcando, más en términos de *un despertar,* de encender tu luz. Es una invitación para que reconozcas, valides y *apliques* todo tu potencial en todas las áreas de tu vida. La verdad es que no puedes empezar a cambiar la forma como responde la sociedad hasta que estés clara acerca de lo que quieres como respuesta. Así que chequéate, ¿cómo te comparas, no con lo que la sociedad dicta, sino según tu propia escala de logros?

Es hora de aprender de las mujeres fuertes que han superado una visión estrecha de la sociedad y de asumir la responsabilidad de nuestro propio valor. Define tu personalidad, estipulando tu *propio* estilo, tu moda y tus límites. Permítete percibir cómo te sientes por medio de un ejercicio en que piensas en las cosas maravillosas y positivas que tienes. Cuando tengas una lista mental de las afirmaciones positivas que pertenecen a los muchos dominios de tu vida, escríbelas.

Por ejemplo, puedes empezar con lo siguiente:

- Estoy casada con un hombre que amo.

- Soy madre y me siento realizada y bendecida con este rol.

- Trabajo tiempo completo y comparto las obligaciones financieras en mi familia.

- Mi compañero y yo somos felices, estamos saludables y disfrutamos mucho el tiempo que pasamos juntos.

- Tengo padres que me aman.

- Me llevo bien con mis hermanos.

- Mi carrera es interesante y estimulante.

- Me encanta esquiar y me realiza desarrollar esa habilidad.

- Me ejercito al menos tres veces a la semana y disfruto sentirme con energía.

- Me encanta leer y cocinar, pero también me siento contenta aprendiendo algo nuevo.

- Me encanta el voluntariado y ayudar a otros. Me hace sentir bien dar.

Tus afirmaciones positivas pueden ser acerca de cualquier cosa que hagas o en la que te hayas involucrado. El ejercicio es valioso porque tu evaluación te va a ayudar a reconectarte con tu auténtico ser interno y a establecer tu integridad personal. Define las acciones apropiadas para *ti* que te hagan avanzar. Sabiendo quién eres y de lo que eres capaz, de repente te erguirás más derecha, respirarás más profundo y te sentirás más segura, productiva y viva. Es una sensación asombrosa.

Fortalece tu esencia

El conocimiento personal, honesto y profundo se llama "visión interior". Es un entendimiento intuitivo, profundo, de ti misma que fortalece tu esencia: el lugar en tu interior del que tu maestra de yoga tanto habla. Tu esencia debe ser fuerte y resistente para poder manejar los cambios tectónicos con los cuales te sorprende el mundo. Las mujeres felices y exitosas nutren esta parte interna de ellas mismas, porque saben que cuando irradian un aura de fortaleza, la gente a su alrededor también se siente segura. Esa energía calmada y decidida es atractiva, emocionante. Recibes retroalimentación instantánea, ya que proyectar un sentido positivo de fortaleza hace que la gente quiera estar cerca de ti. *¡Ajá!* Esto es entonces una importante lección: cuando la gente que te importa está a salvo, segura y feliz, un círculo mutuo de bienestar se crea también alrededor de ti. Tu sentido de autoestima crece, llega un sentido de autonomía y la confianza florece.

Empieza tu proceso de autoevaluación en este momento, pasando un tiempo cara a cara con la número uno: tú misma. Busca un rincón tranquilo y destina algo de tu precioso tiempo para *descubrirte*. Trata de hacerlo 30 minutos al día, pero aún 15 minutos serán suficientes para empezar. Permítete mirar al espacio, pensar, soñar, meditar... Está bien, estoy segura que algunas de ustedes se están preguntando: *¿Qué está fumando? ¿Quién puede darse el lujo de disponer de tiempo extra?* Aunque es cierto que muchas de nosotras nos hemos programado en exceso hasta el punto de agotamiento dejando por lo tanto, muy poco tiempo en nuestras vidas para ver el vacío y reflexionar, el tiempo que nos ofrecemos es tiempo de *calidad:* no sólo lo necesitamos, lo merecemos.

Utiliza todas tus formidables habilidades de hacer muchas cosas al mismo tiempo, para diseñarte un tiempo para ti. Cuando manejas a casa después de llevar a los chicos a la escuela, por ejemplo, haz una introspección durante el trayecto. Repite afirmaciones positivas en los semáforos, o toma ese tiempo para orar. Yo paso tiempo conmigo misma cuando me ejercito en la banda caminadora o en las máquinas del gimnasio. Este es un tiempo excelente para entrar en la zona de: "pensar en mí misma". De hecho, mis mejores artículos me llegan cuando estoy en la caminadora.

En cualquier cosa que hagas, aun si sólo te escondes en tu baño diez minutos al día, respira profundamente y ofrécete el regalo de reflexionar positivamente. Piensa en ti de la mejor manera posible y escoge hacer lo que puedas para enriquecer la calidad de tu vida *hoy*.

Tareas personales

Haz un inventario de tu moneda personal completando el siguiente ejercicio, escribe una evaluación honesta de tus habilidades, atributos y metas actuales.

He aquí algunos ejemplos para empezar:

- Soy una persona social y comunicativa.
- Tengo buen sentido del humor.
- No tengo confianza en el asunto del dinero.
- Soy una esquiadora excelente.
- Soy una esposa amorosa y complaciente.
- Cocino de maravilla.
- Soy una gran madre.
- Soy insegura para decir lo que pienso.
- Toco el violoncelo.
- Estoy aprendiendo un nuevo idioma.
- Quiero continuar mi educación.
- Soy tierna.
- A veces me siento agobiada, pero lo puedo manejar.
- Soy bondadosa.

Ahora enmarca tus habilidades, atributos y metas en el contexto de tu propio valor y felicidad:

- Me siento valiosa cuando _____.
- Soy competente y exitosa en mi _____ .
- Soy más feliz cuando _____.
- Mis logros me hacen sentir que valgo la pena porque _____.
- Soy más fuerte cuando _____.
- Mi perspectiva para mi futuro incluye _____ _____.
- Mis amigos y parientes me aprecian por mi _____ _____.
- Me gusto porque soy _____.
- Me siento plena y confiada cuando _____.

Continúa desarrollando tu inventario/valoración/ evaluación personal porque es un ejercicio elocuente. También vale totalmente la pena cada momento que pasas haciéndolo: poniendo atención en las cosas que *te* interesan vas a descubrir fuerzas y pasiones internas que se han ocultado demasiado tiempo, y revelarás opciones y oportunidades que no creías que estaban ahí. Abre la puerta, enciende la luz y revela tu ser interno.

Sabiduría de tus semejantes

"Creo que una mujer será valiosa según el valor que se dé ella misma. Tenemos dones, pero por alguna razón es costumbre negar o rechazar estos dones. Es una lástima vivir en tal negación por tantos años, porque la edad te alcanza, y si no reconoces tus talentos, los que desearías que otros consideraran legítimos, nadie lo va a hacer. Si tú no te valoras, nadie lo hará. Me desconcierta que a los hombres

sí se les educa para ser confiados y seguros. Las mujeres deben vencer la noción inmoral, que nuestra cultura nos ha inculcado, de ser humildes. Se consideran como arrogantes o engreídas las mismas cualidades que son apreciadas en los hombres. Supongo que somos más frágiles por naturaleza; pero de alguna manera, no logro superar el concepto de desigualdad. Tal vez nuestra última venganza por esa eterna 'cúpula de cristal' sería nuestra habilidad única de procrear. Esto es algo que ningún varón puede lograr..."

— **Athena Helbing,** Gerente de tienda por departamentos, Colorado

"Mis años adolescentes fueron los más difíciles en términos de mi propio valor, lo cual estoy segura pasa lo mismo en el caso de muchas mujeres. Es una etapa muy torpe y los chicos pueden ser muy crueles. Empecé por descubrir que la mejor manera para lidiar con mis problemas de autoestima era ponerme metas y luchar para lograrlas. Con cada meta que logré, empecé a sentirme más confiada y segura. Es algo que todavía hago en mi vida personal y profesional y que me ayuda a ser una persona más productiva y saludable".

— **Julie Ashton,** Directora de elenco, Ohio

"Pienso que lo más importante que debe recordar una mujer es que el verdadero valor viene del interior, no de lo que otros piensan de nosotras, sino de lo que nosotras pensamos de nosotras".

— **Trish Ploehn,** Directora de Asistencia Social Infantil, New Jersey

"Tener hijos ha tenido un profundo impacto en mi sentido de valor propio. Me volví más consciente de mi resistencia personal, flexibilidad, intuición, creatividad y paciencia. Nunca me he sentido más valiosa que cuando cuido el desarrollo de mis hijos, su educación y bienestar. Sin embargo, aunque tener hijos me ayudó a clarificar mi valor, eso sólo no define el valor de una".
— **Ann Soh Woods,** ama de casa, Illinois

Preguntas de tu diario personal

- ¿Qué características específicas o "hechos" acerca de ti te brindan una sensación de valor?

- ¿Qué puedes hacer para sentirte mejor hoy?

- ¿Qué haces para asegurarte de honrar el trabajo que haces en casa?

- ¿Qué te hace reír, sonreír y sentir gozo? ¿Qué estás haciendo para asegurarte de experimentar esas sensaciones cada día de tu vida?

Afirmaciones de automerecimiento

S.O.R.T.H.
Sabiduría
Al ganar conocimiento, gano confianza.

S.O.R.T.H.
Optimismo
Establezco metas financieras factibles.

S.O.R.T.H.
Responsabilidad
Continúo aprendiendo, leyendo, creciendo y cambiando.

S.O.R.T.H.
Tenacidad
Maximizo mi conjunto de habilidades.
Aumento mis habilidades actuales.

S.O.R.T.H.
Honestidad
Me cuento historias felices y escribo acerca
de lo que estoy agradecida.

CAPÍTULO DOS

Entrenamiento básico: ordenar los mensajes cruzados

"Esperar que el mundo te trate equitativamente porque eres buena persona, es un poco como esperar que un toro no te ataque porque eres vegetariano".

— **Dennis Wholey,** productor,
autor y presentador de televisión

Todos los humanos hemos sido educados por padres o figuras paternas que nos han dotado con sus específicas "reglas para el camino". Con eso en mente, ¿cómo fuiste educada? y ¿dónde creciste? Piensa en las siguientes preguntas:

- ¿Cómo aprendiste a ser la persona que eres?

- ¿Cómo te defines como individuo?

- ¿Cómo supones que se formaron tus percepciones de lo que significa ser mujer?

- ¿Crees que hay una norma particular que aplican los padres de chicas, diferente a la de los padres de chicos?

- ¿Creciste con elecciones y un punto de vista del mundo balanceado?

- ¿Sentiste que tu género te dio poder o te restringió?

- ¿Te fue inculcado o se te negó un sentido de privilegio?

Echando un vistazo a mi propia vida, me doy cuenta que cuando pequeña, no tenía ni idea de cómo eran las mujeres fuera de mi propia comunidad. El mundo en general —incluyendo el lugar de las mujeres en otras sociedades y culturas— para mí era tan irreal, y de una sola dimensión, como lo eran las escasas fotografías y dibujos que había visto en los libros de texto de la escuela. Mi exposición a algo o alguien fuera de mi estrecha visión era básicamente nula.

Mi familia y yo vivíamos en un vecindario de hogares con la misma apariencia a tres cuadras de mi escuela primaria, a una cuadra de nuestra iglesia, a dos cuadras de la parada de autobús adonde mi padre iba caminando cada mañana para irse al trabajo. Aunque teníamos un coche, que papá conducía los fines de semana, mi mamá no empezó a conducir hasta que yo tuve ocho o nueve años. La televisión, que en ese tiempo todavía era relativamente nueva y apreciada, no ofrecía la ventana al mundo que los medios nos brindan en la actualidad. Mi perspectiva de vida, básicamente estaba formada por lo que veía y experimentaba en un radio de un kilómetro y medio.

Por tratarse de los cincuenta, estaba evidentemente marcada con la noción de lo que las chicas "deberían" o "no deberían " hacer. Igualmente, en el currículo de historia que me enseñaron en la escuela, no le daban mucho espacio al enfoque de las contribuciones de las mujeres, (la mayor parte de las cuales sólo se mencionaba en el contexto de los hombres famosos a quienes ellas "ayudaban"). Y siendo perfectamente honesta, esas pocas damas, que tenían sus propias páginas en los libros de historia de mi niñez, no me parecían reales, ya que no se parecían a las gentes que yo conocía. Estas mujeres eran misteriosas, desconocidas e intocables, por lo tanto, no jugaban una parte importante para moldear mis ideas juveniles acerca de los roles de los géneros.

Por supuesto, al crecer y exponerme a más noticias mundiales, pude absorber mejor la prueba histórica de que las mujeres eran mucho más multifacéticas en el campo de acción, de lo que yo conocía. Entonces, pude ver la vida a través de una ventana, lo que me proporcionó vistas múltiples. Pero para entonces, mi entrenamiento básico ya casi había logrado lo que se suponía debía hacer en mi desarrollo: mi impresión de lo que se esperaba de mí como niña y luego como mujer, estaba indeleblemente incrustada en mi mente.

Hasta hoy, todavía relaciono las mujeres y la maternidad con nutrición y sostén de vida. Esta esencia central, que va más allá de las visiones de mi niñez, se adhiere a mí como una de las habilidades esenciales que las mujeres ponemos sobre la mesa y permanece muy dentro de mí, como parte de lo que soy.

Pero durante el transcurso de mi vida, he aprendido que las partes mías de nutrir, cocinar, limpiar y ayudar, son sólo un porcentaje pequeño de lo que soy. Mi valor no puede ser descrito y prescrito solamente por los roles que a la sociedad le parece que debo jugar. (Y, por favor, toma nota de que declaro esto sin, de ninguna manera, menospreciar o denigrar esos roles). Mi valor innato es existencial y, de algunas formas, desafía cualquier explicación.

Entonces, ¿cuál ha sido *tu* experiencia? ¿Tu entrenamiento básico te abrió la mente a otras posibilidades? ¿O reforzó las barreras prescritas que te mantenían en tu "lugar"? De cualquier modo, estoy segura que estarás de acuerdo con que la realización y aceptación del hecho de que todas las mujeres tienen un valor innato que va más allá de los estereotipos con los cuales hemos crecido, es una lección vital, aunque tristemente, no es la que se enseña universalmente.

Es crítico que te veas como eres y de lo que eres capaz, ya que esto te enfrenta directamente con tu potencial y tu habilidad para realizarlo. Espero que tus padres te hayan ayudado, mientras crecías, a aprender esta alentadora lección; si lo hicieron, espero que además hayas podido mantener ese sentimiento interno de valor y confianza.

Pero, para muchas de nosotras, la lección no se enseñó o se hizo a un lado..., o aún peor, fue secuestrada por una tendencia diferente. Nuestro potencial, nuestra habilidad de tener importancia como participantes equivalentes en la vida —nuestro *autovalor*— no es un tema para el debate. Ni debería ser destilado a través de reglas sociales que intentan marcarnos, controlarnos o doblegarnos a su voluntad desequilibrada de doble moral. Y si yo pudiera imponer una doctrina justa, me aseguraría que no le llevara a las niñas toda una vida descubrir su valor, legitimidad y validez. Desdichadamente, eso es lo que sucede a menudo.

El predominio de los mensajes cruzados

La vida no es particularmente justa. La verdad de esta afirmación es acentuada por las asombrosas estadísticas desequilibradas en el estatus global de las mujeres, que demuestran que nuestro entrenamiento básico es defectuoso y debe evolucionar.

Las educadoras y feministas de nuestros días están estudiando el impacto de una tendencia orientada hacia lo masculino, y de cómo tales restricciones omnipresentes de pensamiento afectan a nuestros jóvenes universitarios. Resulta que muchas chicas, en busca de un aprendizaje más elevado, encuentran difícil hacerse oír a través del "ruido de fondo" ocasionado por la testosterona de su entorno. ¿No te parece sorprendente? ¡Hey! Esto significa que no sienten que sus voces son lo suficientemente sonoras, suficientemente fuertes, suficientemente válidas o todo lo anterior. Sólo para dejarlo claro, estoy hablando de las jóvenes de *hoy en día,* la mayoría de las cuales conoce de computación y del Internet, tiene cuentas de Facebook y MySpace, puede tener acceso a cualquier información que necesiten en segundos y tiene la habilidad de estudiar virtualmente cualquier currículo que deseen. Los universitarios de hoy no están exactamente desinformados, como solían estarlo. Viéndolo desde afuera, yo habría pensado que estas jóvenes serían más agresivas ya que se ven atrevidas, confiadas y empoderadas. Sin embargo, informan sentirse asfixiadas y, en algunos casos, dominadas.

El omnipresente cotorreo de fondo saturado de testosterona, continúa invalidando nuestros intentos de un camino de información heterogénea. Sorprendente, ¿no es así? Pero, bueno, tal vez no lo sea, especialmente cuando consideramos que muchos de los rituales, esquemas culturales y reglas (incluyendo la mayor parte de los currículos académicos que informan sobre nuestra conducta en la sociedad), fueron inicialmente ideados por hombres. Estos mismos hombres establecen tales guías tomando muy poco en cuenta nuestra perspectiva, sentido de lugar o bienestar.

Y ten en cuenta lo siguiente:

- A los hombres se les ve como figuras de autoridad, la masculinidad está asociada con la fuerza, conocimiento y habilidad.

- Las mujeres son consideradas vulnerables, gentiles, dóciles y con necesidad de protección.

- A las mujeres se les asocia con moda, sexo, niños y relaciones.

- La discriminación de género es evidente en muchas carreras, incluyendo la aviación. Aunque Madame Thérèse Peltier fue la primera mujer que voló sola un aeroplano en 1908, no fue sino hasta 1973 que una mujer, la Capitana Emily Warner, fue finalmente contratada por una aerolínea comercial de Estados Unidos.

Puede ser que no te des cuenta de estas influencias fundamentales, puesto que fuiste criada toda tu vida dentro de un capullo con ellas dentro. Francamente, los hombres en general tampoco se dan cuenta que los puntos de vista centrados en lo masculino han estado ahí por cientos de años y tal vez más. Pero cuando las universitarias de hoy afirman que les es difícil expresar sus opiniones, o enfrentar las actitudes machistas, está claro que algo *tiene que cambiar.*

Vivimos en un siglo donde no sólo las mujeres votan y tienen puestos políticos de alto nivel, sino también la mitad de la población femenina está en la fuerza de trabajo y 65 por ciento de nuestras educadoras son mujeres. Con tantos logros históricos, ¿cuáles son las causas para que las estudiantes totalmente modernas se resistan a decir lo que piensan? Esta falta de inclinación a vocalizar una opinión se puede explicar, al menos en parte, por los mensajes cruzados, algunas veces sutiles y otras veces obvios, que la sociedad continúa mandando acerca de lo que significa ser mujer, así como del valor (o falta de él, como puede ser el caso) que se le asigna a su voz.

Toma en cuenta tu adoctrinamiento primario en la sociedad y los mensajes específicos que recibiste. Recuerda la manera en que niños y niñas son guiados hacia pistas específicas desde la línea de partida.

- Los libros de niños muestran a las niñas horneando pasteles, mientras que los niños conducen tractores.

- El cine y la televisión muestran a las jóvenes "locas por los chicos" u obsesionadas con las relaciones, mientras retratan a los jóvenes "en los campos de juego" o con autos y en deportes más que comprometidos con una relación.

- Desde la infancia, la ropa y otros artículos tienen un código de color asignado a las niñas: desde un rosa pastel suave, tierno, hasta un resplandeciente rojo festivo. Para los niños, su ropa infantil está diseñada en azules pálidos y verdes y después, cambia rápidamente hacia colores primarios *fuertes*, brillantes y atrevidos.

Aunque nosotras, las mujeres, continuamente estamos expandiendo nuestras fronteras, tratando de erradicar la discriminación entre los sexos ha resultado significativamente más difícil que cambiar la tendencia discriminatoria. Mensajes específicos de género son omnipresentes y no sólo en las representaciones de la niñez. Tales generalizaciones y agendas de género específico, están presentes en muchas áreas de la vida, incluyendo las ciencias sociales. No estoy sugiriendo que las debamos refutar pero, ¿estás acaso consciente de que la mayoría de las teorías psicológicas e intervenciones están orientadas hacia el hombre?

A lo que me refiero aquí es a la práctica de basar las investigaciones y observaciones teóricas exclusivamente en las evaluaciones masculinas, y luego usar esos conceptos, evaluaciones y observaciones para diagnosticar la conducta y condiciones femeninas. La inclinación de teóricos evolucionistas a proyectar una imagen masculina se puede rastrear, por lo menos hasta Freud, pero él no era el único prejuiciado. Mira a tu alrededor y observa que ese prejuicio surge en los deportes, el periodismo, la ciencia, la política y más. De hecho, puede ser útil examinar los mensajes que la sociedad en general envía a niños y niñas.

Los niños son educados para creer que son:

- Líderes
- Número uno
- La cima en la cadena alimenticia
- Merecedores de todo
- Bien como son
- Más fuertes, listos e inteligentes

Además, les enseñan que:

- Las negociaciones son parte de la vida, es un reto, un juego que hay que ganar

- No es un fracaso personal si son rechazados, por el contrario, es una motivación para probar una táctica diferente la próxima vez

A las niñas, por el otro lado, se les enseña a creer que son:

- Suaves y moldeables
- Gentiles y amables
- Cariñosas
- Orientadas al servicio
- Complacientes, obedientes y pacientes
- Destinadas a ser madres y esposas
- Más débiles físicamente que los hombres y, por lo tanto, necesitan que los hombres las protejan

Además (desafortunadamente) les enseñan que:

- Hay un orden de jerarquías
- Sus fortalezas no siempre son apreciadas
- Sus debilidades pueden ser explotadas

Al final del día, el ruido de fondo siempre presente, centrado en lo masculino, dentro del cual nosotras las mujeres funcionamos, refuerza el hecho de que estamos siendo medidas continuamente por una vara de medir masculina, lo cual explica por qué no siempre encajamos bien.

Aprender a decir lo que piensas

La investigación mencionada anteriormente acerca de la voz de la mujer, revela una vulnerabilidad muy profunda entre las mujeres en edad universitaria. Sugiere que las mujeres crecen con una renuencia a usar sus voces y, en algunos casos, temen asumir una posición. Damas, lo crean o no, inadvertidamente hemos sido socializadas con barreras internas y externas que obstaculizan nuestra habilidad de hablar libremente, no sólo en un ambiente social o en aquellos con autoridad distinguida, sino también en las relaciones personales.

Mi propio ejemplo perfecto sobre este tema, ocurrió cuando contraté a un asesor de oratoria para prepararme para un recorrido de conferencias. Descubrí que en un momento de mi vida en mi niñez me había puesto una mordaza emocional. Esa mordaza, invisible para todos, yo incluida, era sorprendentemente efectiva.

El primer día que trabajé con este instructor, me congelé al pararme en un pequeño escenario, equipado con luces para simular una conferencia. Para estar segura de que entiendes las circunstancias, estaba enfrentando no a cientos de personas, sino sólo a una. *Un hombre.* Es cierto que era un profesional en su campo, pero *yo* también soy una profesional en mi campo. Así que no era eso. Mientras estaba sobre ese escenario, buscando torpemente una posición cómoda, me puse tiesa y se formó un nudo en mi pecho que se movió hasta mi garganta. Me quedé enterrada en el piso como un árbol y me puse más tensa, más compacta, cada vez más pequeña. Mido 1.73 metros y sin embargo, estaba condensada en el espacio que necesitaría un chihuahua y apretado. No sabiendo dónde poner mis manos e insegura de qué decir, sentí mi cuerpo entrar en una secuencia de pelea o huye. Dejé de respirar y mi corazón latió tan fuerte que pensé que me iba a desmayar. Traté de hablar, pero mis palabras estaban atrapadas en mi garganta y, de hecho, me las tragué en vez de expresarme. Puedes imaginar qué tan extraña era esta situación y tal vez puedas suponer cómo me sentí, ahí parada, enloquecida ante una audiencia de uno.

Cuando ahora miro hacia atrás, puedo ver lo que estaba pasando. En ese momento catártico en el escenario, mi mente se anegó con memorias hace mucho enterradas de tratos con hombres que fueron desagradables, injustos y abusivos. Sin entrar en detalles, diré que una de esas memorias incluía la horrible experiencia de una violación y la forma humillante en que me trataron la policía y los investigadores cuando lo reporté.

Estas memorias suprimidas me golpearon muy duro. No tenía idea de que todavía guardaba miedos sin resolver, de exponer mi caso, de decir la verdad. Pero aquí (en lenguaje corporal y una garganta cerrada), había una prueba positiva de que lo tenía. Y enorme.

El instructor de oratoria que había estado observando mi extraña transformación en el escenario, me dijo que necesitaba encontrar mi voz, que necesitaba darme permiso para ser oída. *¡Permiso!* ¿Puedes imaginalo? En ese momento pensé que era una sugerencia muy extraña, ya que estaba sola en el escenario y había pagado la lección. ¿Permiso para qué?

Sin embargo, más tarde cuando sopesé la experiencia, permiso era exactamente lo que pensé que me hacía falta. En ese fatídico día, mi instructor no sabía qué película mental estaba pasando por mi mente; sin embargo, su intervención me sacó de mi pasado. Me *conectó* con mi voz. Hizo que me enfocara en mi aire, mi respiración, mi garganta, mi abdomen y mi centro. Me dio una pauta para proyectar mi voz a la pared de atrás. De hecho, me hizo gritar muchas veces: "¡Es bueno que oiga mi voz!" Y eso me dejó perpleja.

Luego de unos cuantos gritos mi voz, en efecto, se volvió clara y fuerte. El collar de fuerza de mis miedos, que me tenía sujeta, se soltó y sentí una liberación. El instructor me dijo que mi voz era bella. *Dios mío...*, casi tuve que despegarme del suelo.

Te recomiendo altamente practicar el ejercicio que mi instructor me dio cuando te sientas falta de carácter, débil o sin voz. Por lo menos, te va a hacer respirar de nuevo; o mejor aún, te hará reír. He aquí algunas otras sugerencias para quitarte la mordaza y *usar* tu bella voz.

Permítete apoderarte del espacio. Toma posesión del escenario donde estás. Haz un inventario visual de la habitación y date permiso de estar ahí.

¡Respira! Toma de cinco a diez respiraciones completas y profundas antes de hablar. Te vas a asombrar de cómo esta acción tan simple te arraiga y al mismo tiempo te da alas (y claridad).

Ten por sabido que tu voz es bella. Está bien oírla, así que ¡proyéctala! Apunta hacia la parte trasera del cuarto. Esto no significa que tengas que gritar, simplemente habla como si *tuvieras* el derecho.

Establece un ancla. Entrénate para pensar en momentos felices, vistas hermosas y triunfos personales. Proyecta para ti esta película mental antes de subirte al escenario, entrar a la sala de juntas o hablar con tu jefe.

La mejor manera de negociar

Como puedes ver, la seguridad subyacente y las cadenas mentales aparentes (que son un reflejo de experiencias pasadas, reglas sociales y rituales culturales), pueden impedir que puedas negociar mejores tratos y una *vida* mejor par ti. Aferrarte a la lógica defectuosa, y conductas habituales que te mantienen sometida, renuente o silenciosa, por lo menos va a debilitar tu posición.

Muchas mujeres asumen que si hacemos un trabajo fantástico —o sea, si somos "buenas" y seguimos bien las direcciones— tendremos lo que nos corresponde. Esta lógica *amable y justa* interviene para la mayoría de nosotras y nos hace creer que nuestro jefe simplemente se da cuenta qué maravillosas somos, nos felicita y nos ofrece un gran aumento o los beneficios que merecemos.

Siento decirte que no es así. Si queremos un mejor trato, *nosotras* debemos ejercer presión. Pregúntale a cualquier ejecutiva y respaldará esta aseveración. En retrospectiva, cuando veo mi propio historial, admito que me hubiera gustado aprender habilidades de negociación *antes de* haber regresado a trabajar como secretaria gerente de oficina en una firma de diseño. Hace tantos años de esto que ahora me parece toda una vida. Mi jefe era mi amigo y me hizo el favor de emplearme... y él lo sabía. Esto hacía que yo tuviera una posición muy débil para negociar. Consecuentemente, nunca pude tener un punto de apoyo en mi autoestima en ese trabajo en particular. ¿Qué lección hay que aprender aquí? *Conoce cuánto vales* y aun cuando no creas realmente en ello, llénate de valor y, de todas maneras, hazlo constar.

Comprende que los hombres no tienen problemas para negociar a su favor; ni dejan que sus emociones los descontrolen. ¿Por qué? Porque los han educado para creer que son lo suficientemente fuertes para manejar los retos. Pues, ¿qué crees? También nosotras.

Aprende de tu contraparte masculina. Cuando creas que es tiempo de revaluar tu salario o aumentar tu remuneración, arriesga todo, pide lo que *realmente* mereces y mira a ver qué sucede. Tal vez no obtengas el aumento completo esta vez, pero vas a enviarle a tu jefe un mensaje poderoso de que sabes que lo mereces. ¿Recuerdas el viejo dicho "el que no arriesga no gana?" Bueno, pues es verdad. También para las mujeres.

Sin embargo, ¿cómo luchar contra algo como la evolución y tu formación tan metida en tu psique? Usando lo que es beneficioso para ti. Esto se llama "adaptación selectiva": *selecciona* las conductas necesarias para la supervivencia y *acomoda* las que no apoyan tu bienestar.

Si te resistes a dar voz a tus opiniones o pedir lo que te mereces, reflexiona en las siguientes preguntas:

- ¿Te educaron para que fueras obediente y tranquila?

- ¿Si decías lo que pensabas cuando niña, te castigaban o te hacían sentir avergonzada?

- ¿Recibiste la información de que no estabas calificada para tomar parte en ciertas actividades y conversaciones?

- ¿Te sentías intimidada por los varones (o mujeres) que tenían el mando?

- ¿Cómo te preparó tu religión para tu rol en la vida?

- ¿Observaste una relación respetuosa entre mamá y papá?

- ¿Contaban tus opiniones en otros grupos de niños?

- ¿Contaban tus opiniones en tu familia?

- ¿Por qué estás renuente ahora a decir lo que piensas?

- ¿A cuáles pensamientos o creencias te aferras para limitar tu habilidad de participación?

¿Te sorprenden algunas de tus respuestas? ¿Hiciste algún descubrimiento personal? Si te das cuenta que has silenciado o mandado tu voz a la parte trasera del teatro, es tiempo de llamar a tu entrenadora de voz interna. Fortalece tu voz personal con monólogos internos positivos y argumentos reales a las señales culturales o de conducta infantil. Por ejemplo:

"Sí, se requiere obediencia para que una niña de tres años no salga corriendo hacia el tráfico; aunque no estoy sugiriendo que sea sabio competir con los automóviles en movimiento, ciertamente soy capaz de determinar un modo de actuar adecuado para mí. Para eso no necesito acceder a todo lo que otros dicen desde una necesidad primaria de obedecer..."

"Aunque me educaron para creer que estaba fuera de mi alcance llegar a ser científica o directora de alguna gran corporación, sé que soy excepcionalmente talentosa en matemáticas y ciencias, y tengo una maravillosa habilidad para tratar a la gente. Soy tan calificada e impetuosa como mis compañeros masculinos. Yo decido si quiero ser científica o dirigir una corporación".

Naturaleza y nutrición

La Madre Naturaleza (tus genes) y la manera de cómo y dónde fuiste criada y educada, juegan roles significativos en tu conducta general y, de hecho, necesitas ambas influencias para sobrevivir. Tu ADN te dio los fundamentos, tus atributos físicos, sexo, género, tipo de cuerpo y aptitud general.

Luego tus padres, tus otras figuras paternas, y el entorno en que creciste, proporcionaron el fertilizante o el estímulo para tu crecimiento junto con las líneas directivas.

Tus padres, quienes probablemente hacían lo mejor que podían en ese tiempo, te educaron para comportarte de cierta manera, y tu entorno generalmente reforzó esa conducta. Básicamente, tus genes te dieron tus ojos cafés, una hermosa sonrisa, y tus padres te dieron *el motivo* para sonreír. Es fácil entender por qué te sentías muy a gusto viviendo con los parámetros que creciste, especialmente si esos parámetros eran agradables. Pero, ¿qué tal si tu entorno no fue tan cómodo?

Si te criaron como a mí, en un hogar donde tu mamá se quedaba en casa limpiando, preparando las comidas, haciéndose cargo de los niños, tendrías un esquema específico tatuado en tu cerebro acerca de los roles que los hombres y las mujeres juegan, a menos que tus padres hayan tenido la visión de alentarte a buscar más allá de tu propio patio trasero para inspirarte. No es que esos roles sean de alguna manera poco valiosos, pero pueden haber sido definidos de una manera tan estrecha que no te dejaron espacio para moverte.

Ir más allá de tu zona de confort, requiere de ti una acción afirmativa que posiblemente no te enseñaron o pensaron que no eras capaz de tomar. Noticia de última hora. No importa lo que te hayan dicho, *eres* muy capaz de hacer lo que te propongas. Y en la medida en que te sientes más segura expresando tus propias opiniones, te animarás a participar más en la conversación del mundo. Activarás tu voz ¡tanto en el ámbito personal como global! Cuando sientes que tu realidad está representada con justicia y reconocida, o sea, cuando ya no albergas un sentido de discordia entre las respuestas automáticas que te han enseñado a aceptar y la forma como verdaderamente te sientes, puedes experimentar satisfacción y un sentido general de bienestar.

Mientras te expandes y formas tus nuevos músculos "vocales", usa como ayudante a la comunidad en que vives. Por ejemplo:

- Discute tu punto de vista con tu profesor universitario/jefe/compañero con confianza y convicción.

- Negocia un aumento apropiado de tu salario.

- Cultiva la habilidad de considerar opiniones diferentes sin perder confianza en la tuya.

- Aumenta tu percepción de cómo los mensajes externos dictan tus preferencias, y lucha para expresar y validar tus propias opiniones.

- Busca apoyo externo en un miembro de la iglesia, un doctor, un profesional en salud mental o un instructor que te ayude a alcanzar tus metas. Usa tu deseo intuitivo de afiliarte y crear lazos con tus amigas. Empieza por compartir tus puntos de vista y tus opiniones en un foro donde sepas que estás a salvo y luego, expande tus actividades con confianza.

- Escribe una lista de tus pasiones, deseos, opiniones en asuntos mundiales, y tus metas.

Repásalas diariamente y familiarízate íntimamente con lo que sientes.

- Adquiere seguridad en ti misma dentro del círculo de amigos... y gradualmente, prueba tu temple yendo más allá.

Toma tu tiempo para dedicarte a una introspección personal y puedas descubrir tu esencia. Tu esencia o médula de tu ser interno es tu verdad, aquello en lo que crees, lo que te importa, de dónde vienes y quién eres. Te es más fácil ver objetivamente las influencias externas tales cuales son, solamente *influencias externas*, cuando tienes una buena visión de ti misma.

Recuerda que tu cuerpo no se puede nutrir cuando tu sistema está crónicamente comprometido en un modo de pelea o huye, ni tampoco puedes proyectar tu sentido de valor interno si sientes que estás continuamente en contra del mundo que te rodea. Cuando fijas tu propio punto de partida, defines tu esencia, estableces una narrativa y tu posición real, va a ser más fácil decir lo que piensas, expresar tu opinión, proyectar tu confiado y valioso ser.

Tareas personales

- Haz una lista de tus pensamientos automáticos o respuestas que están marginando tu habilidad de decir lo que piensas, tales como: *podría estar equivocada, por lo que pareceré tonta si hablo.*

- Date cuenta de las distorsiones cognitivas, tales como: generalizar (ver un solo incidente o pensamiento negativo como si fuera eterno), conclusiones apresuradas (asumir resultados negativos sin tener hechos concretos para respaldarlos), pensamientos de todo o nada (categorías radicales sin espacio para moverse).

- Haz una lista ahora de las respuestas racionales para tus pensamientos automáticos, tales como: *podré no estar en lo correcto algunas veces, pero muy a menudo hago las cosas bien. No hago mal al manifestar mi opinión, correcta o equivocada, pues de cualquier modo tanto mi interlocutor como yo, aprenderemos de la discusión.*

Sabiduría de tus semejantes

"La mujer que se respeta a sí misma, confía en sus instintos, se ama por lo que es, tiene opinión propia y sabe cómo cuidarse, es una mujer valiosa".
— **Raimonda,** estilista, Lituania

"Solía pensar que el valor de una mujer provenía de logros y trabajo duro..., la lista de 'pendientes' con todo, desde artículos del mercado y lo que falta limpiar en casa, hasta eventos sociales y proyectos relacionados con el trabajo. Definía mi valor y el de otras como yo, por lo ocupado de mi agenda y las formas tangibles con las que me podía describir ante los que no me conocían. Soy profesora, instructora privada de natación y madre de cuatro hijos. El valor que

sentí alguna vez provenía de mis títulos, los nombres que me ponía y la percepción que alguna otra persona tenía de mí. Hoy creo que una mujer es valiosa, no porque tenga títulos o listas de logros, sino porque 'es'. Simplemente, porque fue creada bellamente, como se supone que debe ser: colmada de un potencial sin fin".

— **Heather Richter,** madre y ayudante
de esposo, California

"Mientras me desarrollaba, fui menospreciada y abusada por mi padre, quien se aseguró que yo supiera que no era nada para nadie. Aprendí que valía la pena cuando dejé al padre de mis dos hijos mayores y me casé con mi amor, mi vida, mi esposo. Él me enseñó quién había sido 'yo' siempre. Hoy me amo y amo a mi familia..., ellos me rodean de amor. También recuperé la relación con mi mamá, aunque perdí la relación con mi papá".

— **Brandy R. Dean,** cajera y estudiante, California

"Me di cuenta de que las mujeres de mi edad (55), cuando éramos jóvenes, estábamos muy propensas a tener expectativas estereotipadas. Tal vez era más fácil. A pesar de una educación universitaria, descubrí que todavía asumía que lo que quería era encontrar un hombre, casarme, seguirlo y tener hijos. Fuí afortunada al encontrar un hombre que rompió estos estereotipos, me hizo pensar en lo que realmente quería y me hizo darme cuenta que no necesitaba a nadie que me 'ayudara' a hacerlo. Mi propio valor se hizo evidente.

Todavía estoy encontrando lo que mi 'valor' significa en términos de ser una ejecutiva y amiga; es una curva de aprendizaje. Pero también es importante darnos cuenta que nuestro valor está relacionado con nosotras, así como con muchas, muchas relaciones, incluyendo las que influenciamos sin saberlo".
— **Kathy F.,** Gerencia Internacional, New York

Preguntas de tu diario personal

- ¿Qué pasos puedes dar para estar segura de poder expresarte con confianza?
- ¿Qué te impide lograr tus metas?
- ¿Cómo te impide el miedo moverte hacia adelante?

Afirmaciones de automerecimiento

S.O.R.T.H.
Sabiduría
Estoy aprendiendo a comunicarme de múltiples formas.

S.O.R.T.H.
Optimismo
Estoy creando profecías positivas que se realizan.

S.O.R.T.H.
Responsabilidad
Estoy tomando una posición preventiva respecto al
desarrollo de mi matrimonio o relación.

S.O.R.T.H.
Tenacidad
Incluyo mis pasatiempos. Creo oportunidades para
que nuevas experiencias fluyan hacia mí.

S.O.R.T.H.
Honestidad
Estoy dispuesta a perdonar, olvidar y continuar.

CAPÍTULO TRES

Autoestima: encontrar tus fortalezas

"Si somos fuertes, nuestra personalidad hablará por sí misma.
Si somos débiles, las palabras no ayudarán".

— **John F. Kennedy,** de un discurso que estaba
por transmitir el 22 de noviembre de 1963

El concepto de autoestima se ensambla con tus múltiples facetas. Está conectado a tu sentido de valor y sentimientos de eficacia, y pertenece a una evaluación personal de *ti misma*. En un mundo ideal tendrías una muy alta opinión de ti misma, la cual usarías para establecer tu centro, o tu punto de equilibrio, las reglas o esquemas que usas para navegar en tu vida. Desdichadamente, ese no es siempre el caso, y buscas fuera de ti el reflejo en la gente que conoces o en las cosas que haces.

Vamos, admítelo, te preocupa lo que dicen tu suegra, tus vecinos, tu profesor, tu mejor amiga y aun tus enemigos. Si la gente te critica, puedes negarlo al principio, pero te sientes herida, y muy a menudo te lo tomas a pecho. Qué pasa si después de hacerte un corte de pelo, alguien comenta: "Vaya, ¿te lo cortaste todo, no? Eres valiente... ¡Yo nunca podría haberlo hecho!" ¿Cómo rebatirías eso? Si eres segura, sonreirías y lo aceptarías como un cumplido por ser valiente. Por otro lado, si no tuvieras autoestima, interpretarías el comentario como un reflejo negativo y sentirías que cometiste un error.

Aunque la mayoría de nosotras probablemente hubiera asegurado que fuimos educadas para creer que nuestro valor interno es inviolable e intrínseco, cuando la vida nos hace una mala jugada, las dudas pueden arruinar nuestro juego y sacudir nuestra decisión. Por ejemplo, podemos ser particularmente sensibles a los juicios de otros y sentirnos intimidadas cuando otros nos critican. Algunos investigadores sugieren que la resistencia que nosotras, las mujeres, sentimos al usar nuestras voces puede surgir de un miedo a la crítica profundamente enraizado.

Ante esto, la crítica es solamente un informe desde el punto de vista de otra persona que indica desaprobación con respecto a alguna acción, opinión o conducta; en otras palabras: no debería ser una perspectiva tan aterradora. El criticismo puede ser constructivo —una herramienta para aprender— pero para las mujeres a menudo toma otro significado más complicado, y a veces *siniestro.* Aunque el criticismo puede constar de en juicios llenos de desprecio, también puede venir en formas más sutiles, como el incesante ataque de mensajes persuasivos que las mujeres reciben: ser sexuales, super delgadas o encajar en una imagen idealizada de lo que se denominaría belleza.

La crítica (o sólo el miedo a ella) puede ser paralizante. Puede hacerte sentir tan incómoda que, de hecho, desistes o te rindes antes de empezar, fracasando entonces en competir por lo que te mereces. Por favor, tómate tu tiempo para evaluar tu conducta si caes en esta trampa..., no dejes que el miedo a la crítica aplaste tu habilidad, porque *la competencia es una habilidad esencial para la supervivencia.* Si crees que es poco femenino, piensa de nuevo. Los botines en la vida no sólo se les dan a aquellos que los necesitan o los merecen: debes *competir por* ellos y *reclamarlos.*

Cuando promueves lo que más te conviene, mejoras tus oportunidades de éxito y esto por supuesto, es una habilidad de supervivencia que vale la pena desarrollar. Tu éxito mejora, no sólo tu calidad de vida, sino también la de los que están cerca de ti.

Combatiendo las influencias negativas

Usar críticas negativas o sarcásticas para persuadir a las mujeres para que se adapten a las normas es un pasatiempo desagradable de la sociedad, pero muy usado. Nuestras candidatas políticas femeninas son excelentes ejemplos: son criticadas rutinariamente por sus gustos en ropa y estilo de peinado mucho más que sus contrapartes masculinas. El criticismo deshonesto causa estrés y vulnerabilidad de una manera desproporcionada en la población femenina, y ese estrés ha tenido resultados devastadores: de diez a veinte por ciento de las mujeres jóvenes sufren hoy en día algún tipo de crisis mental. Aunque la causa del estrés no proviene sólo de la crítica pues el control y presión social en las chicas para estar a la altura, son responsables de una gran parte.

Debemos darnos cuenta de las críticas negativas y la intención del mensajero y reunir fuerzas para enfrentarnos al reto. Recuerda que aunque tales mensajes son atormentadores, fastidiosos y algunas veces injustificados, son simplemente *palabras* y no tienes que creerlas. Dile a la niñita dentro de ti que está bien como es y que ella es la que debe imponer sus *propias* líneas directivas. *Recuerda pensar por ti misma.*

Como progenitora, yo misma me encuentro usando las mismas amonestaciones y frases que oí en mi juventud. Cuando mis padres querían desanimarme de participar en conductas riesgosas, o de seguir a la multitud nada más porque sí, me decían, por ejemplo: "¡Toma tus *propias* decisiones! Si todos tus amigos saltaran de un puente, ¿tú también saltarías? ¡Por supuesto que no! Ahí está.

De la misma manera, uno de los rasgos primordiales de la terapia de conducta cognitiva es la negativa obstinada de creer en la ausencia de valor de un individuo. Observa lo que tu editor interno te dice cuando enfrentas críticas y presión de otros para conformarte, o peor aún, cuando te recriminas *a ti misma*. ¡Escribe un nuevo guión!

Si todavía insistes que no lo mereces, te reto a realizar un jueguito mental. Haz una lista de ejemplos de tu supuesta falta de valor para probártelo a ti misma. ¿Ya tienes la lista? Ahora revísala. En poco tiempo vas a descubrir que las llamadas evidencias sólidas que te presentas a ti misma para respaldar tu "teoría de poco valor" son tonterías.

Lo siguiente puede ayudarte a combatir los mensajes negativos a los cuales estás expuesta tan a menudo y poder construir tu autoestima:

— Aprende de la crítica. Si sientes que lo que oyes es constructivo, escúchalo; si piensas que es cruel, deséchalo. De cualquier manera, aprendiste algo acerca de la persona que te criticó. Usa la lección para motivar tu excelencia, y luego, como a una de mis amigas le encanta decir: "Tíralo. Ponte tus calzones de chica grande y supéralo".

— Si no te sientes fuerte o suficientemente poderosa para confrontar a la persona que te está criticando, desactiva esas afrentas a tu estima escribiendo. Suéltate, relájate y recuerda que las palabras sólo pueden lastimarte si las dejas. Por ejemplo, digamos que tu jefe te criticó frente a tus compañeros, lo cual te hizo sentir que no valías. Describe tus sentimientos acerca de la situación y llega a la verdad. Tal vez vayas a admitir: "Estaba enojada y apenada por la crítica, pero la verdad es que *sí* eché a perder el reporte".

Luego escribe una confrontación, algo así como: "Puede que haya merecido la crítica esta vez, pero eso no quita que haya obtenido buenas reacciones antes. Mi valor propio no depende del punto de vista de mi jefe sobre mí, y aunque estoy algo apenada, sé que todos mis amigos tienen muy buena opinión de mí".

Logros y modestia

Tal vez pienses que si eres lo suficientemente guapa para ganar un concurso, o lo suficientemente lista para entrar en una universidad de máxima excelencia, esas características son las que te hacen valiosa. Toma nota, por favor, de que el valor propio puede construirse a través de lo que *haces*. Por supuesto, los logros pueden darte satisfacción, pero no son completamente responsables de la verdadera felicidad. Evaluarte teniendo en cuenta solamente tus logros y actividades es como tener una falsa pretensión; es "pseudovalor", no es lo real. Recuerda verificar de vez en cuando, *dentro de ti,* quién eres tú.

Las siguientes afirmaciones te pueden ayudar:

• *Me respeto por lo que soy, no solamente por lo que hago.*

- *Tengo habilidades y atributos, talentos y pasiones.*

- *Tengo ambiciones. Sé que puedo lograr lo que me propongo.*

- *Soy amable y honesta, y creo en la bondad de la vida.*

- *Aprecio mi cuerpo y me siento feliz de estar viva.*
  Me trato bien y rezo para tener fuerza y compasión.

- *Soy estimada, apreciada y soy un individuo valioso.*

Tal vez eres *demasiado* modesta para apreciarte, y entonces debes aprender a alabarte. A la mayoría de nosotros, nos predicaron que la modestia y la templanza eran atributos que había que cultivar como "buenos" y "apropiados"; y, aunque tal conducta puede ser útil, asegúrate de que *también* desarrolles la habilidad de promover tus logros y pasiones individuales.

El trabajo en equipo es una parte importante de la vida, pero ser parte de un equipo no debe desalentarte para que dejes brillar tus cualidades únicas. Tus habilidades y acciones individuales pueden ser formas de ayuda y puede ser que el grupo no se dé cuenta, hasta que les digas de lo que se están perdiendo.

Y relacionada con el miedo a la crítica está la preocupación de que te llamen "engreída". Esto es más una cosa de "niñas" que de "niños", pero seguramente puedes recordar en tu juventud cuando la presión de tus compañeros por ajustarte a las normas te hacía temer que te etiquetaran como farsante. La presión de adaptarse es un poderoso modificador de conducta.

Si te cohibes de contarle a otros las cosas fabulosas que has hecho, o te intimidan los miedos de la niñez de ser vista como engreída si se los cuentas, reconoce que tu conducta es autodestructiva y descarta esta actitud inmediatamente. Obviamente, hay ejemplos extremos de cada conducta y la presunción excesiva *no* es la meta. Sin embargo, cuando sucumbes a un dictamen que percibes y te vas al asiento de atrás, o sólo juegas roles de apoyo, inadvertidamente estás negando tu autoexpresión. Ese silencio puede afectar tu sentido de valor y tus sentimientos de bienestar. Usando reglas arraigadas de modestia, renuencia y restricción para esconder tus habilidades no va a mejorar tu vida, es una receta para la decepción.

Si te cuesta trabajo recibir cumplidos o crees que no deberías hablar acerca de tus logros, regálate un momento de introspección. Discierne por qué te estás escondiendo, así como de qué te estás escondiendo. Revela tu verdadera personalidad haciéndote preguntas de conciencia tales como:

- ¿Tengo miedo de contar mis logros y victorias personales?
- ¿Qué pienso que va a suceder si todos saben que soy capaz?
- ¿Pienso que la gente sentirá envidia y me va a llamar engreída?
- ¿Pienso que no merezco alabanzas?
- ¿Qué haría si alguien me dijera que soy demasiado altanera o que sólo busco atención?
- ¿Qué gano al esconder mis fortalezas?
- ¿Qué gano al compartirlas?

Construye y refuerza un carácter fuerte

¿Cómo defines tus fortalezas y cómo afectan tu sentido de valor propio? Puedes pensar automáticamente en tus distinciones físicas, pero eso es sólo una de tus dimensiones. Tu belleza interna —incluyendo tus características mentales, emocionales y de conducta— dice más de quién eres tú *realmente*. Tu *carácter* es tu verdadera naturaleza, tu fibra moral, el fundamento desde el cual te relacionas con tu mundo. Está embebido en tu concepto de ti como individuo y es la verdadera definición de lo que vales.

Cuando posees un carácter fuerte, estás firme sobre tus propios pies y confiando en tu fe, sabiduría y buena conciencia para guiar tus acciones. El camino que tomas puede no ser el más fácil de recorrer, pero cuando tienes un carácter fuerte es más probable que vayas en la dirección correcta. De cualquier modo, fortaleces tus músculos a través de las luchas que conquistas. De hecho, las tradiciones taoístas dicen que detrás de cada debilidad hay una fortaleza sin descubrir.

Las siguientes son métodos maravillosos para construir un carácter:

Cultiva hábitos exitosos. Un instructor increíble de yoga con el que he trabajado, sugiere que si haces algo (o por el contrario, te restringes de hacer algo) durante cuarenta días, puedes aprender o desaprender un hábito. Se llama *fuerza de voluntad;* ¡úsala!

Desarrolla habilidades sociales efectivas. Lee el periódico antes de ir a una fiesta, conferencia o junta de la oficina, y encuentra dos o tres cosas que te interesen y úsalas para empezar conversaciones.

Activa reflejos positivos. Aquí la idea es encontrar el lado positivo de cualquier situación, así que trata de redefinr cualquier pensamiento negativo para ver su aspecto positivo. Por ejemplo: *Hoy está lloviendo; tengo que llegar como sea a varias juntas y el tráfico va a estar terrible,* se transforma en: *Está lloviendo hoy; y aunque el tráfico va a ser un problema, puedo aprovechar esta oportunidad para usar mis botas de lluvia nuevas y escuchar un libro en audio, sintiendo la bendición de que el área está recibiendo una dosis de agua que necesita mucho.*

Presta atención a lo que te interesa.

Lidiar con el enojo y el miedo

Responder al estrés de la vida usualmente puede resumirse en dos asuntos sin resolver: enojo y miedo. Estas reacciones están conectadas directamente con tus impulsos de pelea o huye, los cuales pueden ser activados cuando te sientes amenazada por la crítica y la presión de tus compañeros. Odio admitirlo, pero tengo un mecanismo de enojo y miedo muy fuerte, que saca su fea cabeza de tiempo en tiempo. Todos mis hijos lo han visto (para mi vergüenza), especialmente cuando llegan tarde y no me avisan. Y aunque sé que es repugnante, algunas veces no puedo mantener a la bestia en su jaula: regaño a mis hijos cuando llegan a casa a pesar de que lo que *realmente* quiero hacer es abrazarlos y besarlos porque están a salvo.

Nuestra medida de enojo puede progresar por cualquier cosa que estrese nuestras vidas, incluyendo ataques a nuestras habilidades, nuestras personalidades y nuestro aspecto. Aunque en estos días no huimos de tigres diente de sable o enormes mamuts, nuestro estrés (ya sea que esté relacionado con nuestra estabilidad financiera, carrera, relaciones íntimas, hijos, o balancear el trabajo con el resto de nuestra vida), puede parecer casi igual de intenso.

Aumenta tu tiempo de vida, desarrollando habilidades de manejo para que te ayuden a domar tus tigres. Cuando te liberas de asuntos sin resolver de temor y rabia, refuerzas tu sentido de valor. Cree en tus *propias* habilidades, cualquiera que estas sean; escoger pensar positivamente acerca de ti misma es equivalente a una profecía de autorealización. Cuando te pongas a la altura de la ocasión, encontrarás que estás motivada para lograr más metas y disfrutar más el proceso. Muy pronto aprenderás que esa acción positiva motiva *más* acción positiva.

Reconoce que las circunstancias de tu vida tienen poco que ver con tu sentido de valor; más bien, tienen que ver con cómo escoges pensar, sentir y comportarte en ellas. Reconocer tu validez como mujer es un elemento crucial para tu crecimiento y desarrollo, junto con la expresión de tu autoestima. Ni tu validez ni tu valor innato están ligados al trabajo que realizas o a la gente que mantienes, aunque esos esfuerzos pueden mejorar enormemente tu sentido de bienestar. Tu validez es interna: tú la generas. Aceptar tu sentido interno de valor requiere que *reconozcas* qué tan esencial eres en el esquema total de las cosas. Una vez que te has colocado en un lugar de honor merecido, estar en paz con el orden de tu vida se va a sentir tan natural como tomar una bocanada reparadora de aire fresco.

Tareas personales

- Construye tu confianza completando las tareas que te propones.

- Trátate con dignidad y apreciación.

- Confía en que eres un individuo altamente capaz.

- Permítele a Dios actuar en tu vida.

- Expresa gratitud por todas las bendiciones recibidas.

- Participa cada día y de forma preventiva en algo beneficioso para ti.

- Haz una lista de tus pasatiempos y actividades favoritas, y comprende que estos son tus fortalezas y talentos. Busca maneras de usar estas fortalezas y talentos para mejorar tu vida.

- Sal del ciclo repetitivo del enojo y el miedo. Nutre tu fuerza interna y mejora la calidad de tu vida reduciendo el estrés relacionado con enojo y miedo.

- Define metas diarias personales y mantén el esfuerzo para lograrlas.

- Usa tu monólogo interior para subrayar con una luz positiva, tus estados de ánimo.

- Expande tu visión: piensa en cinco cosas que te interesen y toma la decisión de empezar a involucrarte en ellas.

Sabiduría de tus semejantes

"La mujer vale más cuando vive como quiere vivir: feliz con sus propias elecciones. Teniendo la libertad de tomar sus propias decisiones. Siendo independiente y autónoma. Estando orgullosa de sus retos y logros, tanto emocionales como profesionales".
— **Elena Foster,** educadora, España

"El valor de una mujer proviene de su propio respeto; el respeto ajeno y una confiada aceptación de su género y sexualidad, maternidad y desempeño profesional".
— **Eva P.,** Austria

"Pienso que siempre supe que valía, pero periódicamente se me olvida. La adolescencia es un tiempo difícil para las jóvenes. Pienso que es la primera vez que estamos conscientes de la desigualdad de las mujeres en la sociedad actual. Puede ser perturbador y sacudir tus cimientos, pero tus mentores, modelos a seguir y buenas amigas te pueden ayudar a superarlo".
— **Jessica Q.,** colaboradora, Virginia

"Los nacidos durante la posguerra prepararon el terreno para la próxima generación respecto a la valoración de las mujeres en el mundo. Esta nueva generación ¡es sorprendente! Estas chicas son fuertes, voluntariosas y seguras. Yo las animaría a que también trabajen su interior para construir su autovalor indomable y no permitir que lo que piensa el mundo de sus ideas, y todo lo demás, impida su progreso".
— **Pat B.**, asistente ejecutiva, California

"Tal vez la injusticia más grave en todo el mundo es la que enfrentan las mujeres. Durante siglos ha sido negado nuestro valor, particularmente el valor que nos impusieron nuestras familias, sociedades, países y el universo. Todas las culturas que conozco tienen su propia colección de puntos de vista, prácticas y leyes injustas hacia las mujeres. Cuando se trata del valor de nuestro merecimiento, el Sur y el Norte globalmente, son igualmente culpables de marginar nuestros asuntos y voz, aun si los niveles difieren en su severidad.

"Sin embargo, mientras hablamos de un mundo que necesita más paz que guerra, más prosperidad que pobreza, más salud que enfermedad, más felicidad que tristeza y más belleza que crueldad, la humanidad simplemente no puede obtener esas metas sin el completo reconocimiento del valor de una mujer, o sin la incorporación total de las mujeres en todos los poderes de decisión, desde la familia hasta la más alta autoridad del gobierno, instituciones religiosas y económicas. Tal vez, el acto más grande de injusticia de la humanidad hacia ella misma es negar y silenciar a la mitad de su población y a la otra mitad de su conocimiento: lo sagrado femenino.

*"El valor de la mujer está en la sabiduría que aporta,
la fuerza que posee, la belleza que porta, la bondad que
muestra, el coraje que vive y la paciencia que practica.
El mundo necesita mujeres para sostenerse. Es tiempo de dar
aceptación y reconocimiento a los valores de las mujeres
para que haya justicia y un mundo mejor".*
— **Zainab Salbi,** fundadora y directora,
Women for Women International, Iraq

Preguntas de tu diario personal

- ¿De qué tienes miedo? ¿de tu marido? ¿de tu padre? ¿de tu maestro? ¿de la autoridad en general? ¿Cómo puedes vencer estos miedos?

- ¿Permites que la gente en tu vida te haga sentir que no vales? ¿Entregas tu poder? ¿Qué puedes hacer para evitarlo?

- ¿Sigues siempre a la multitud?

- ¿Sientes suficiente confianza para tomar la iniciativa de ser diferente? ¿Cómo expresas esta confianza?

Afirmaciones de automerecimiento

S.O.R.T.H.
Sabiduría
Desmantelo la lucha de poder y
encuentro mi balance.

S.O.R.T.H.
Optimismo
Soy productiva, capaz e inteligente.

S.O.R.T.H.
Responsabilidad
Conservo mi individualidad.
Actualizo mis habilidades.

S.O.R.T.H.
Tenacidad
Escojo la armonía.
Encuentro el balance en mi vida.

S.O.R.T.H.
Honestidad
Comparto mis sentimientos.
Soy capaz de tener confianza.

CAPÍTULO CUATRO

Creatividad:
vivir la vida artísticamente

*"La salvación humana yace en las manos
de los creativamente inadaptados".*
— Fuerza para amar, **Dr. Martin Luther King, Jr.**

¿Bailas? ¿eres científica? ¿esculpes, diseñas, escribes o enseñas? Permitirte tus impulsos creativos y enrolarte en actividades que refuerzan tu centro interno, refuerza tu sentido de bienestar y te pone más en contacto con tu auténtico ser interno. Tu paz interior, y con tu mundo, son especialmente accesibles en aquellos momentos de inspiración y creatividad, porque es lo más cerca que puedes llegar a estar en armonía verdadera con el universo.

Cuando entré en la universidad en 1969, no tenía ni idea de lo que a fin de cuentas quería hacer con mi vida y todavía no había ni dominado una habilidad, ni encontrado una pasión con la cual quedarme. Pero *sabía* que era creativa, por lo tanto, me parecía natural hacer una especialidad en arte. Como joven colegiala, hacía brazaletes de macramé y collages de flores de papel: básicamente era una hippie, (recuerden el año), mucho de mi expresión artística temprana lo reflejaba. Cosía mi propia ropa, tejía bufandas, pintaba las paredes de mi departamento con pintura de agua y tenía interés en acrílicos y pinturas de aceite. También tomé clases de cerámica y me enfoqué totalmente en hacer vasijas en mi torno, aprendí todo lo relacionado con barnices y quemé en mi propio horno.

Aunque eventualmente, gravitaba entre periodismo, filosofía y psicología, alguna forma de expresión artística ha permanecido como una parte consistente en mi vida. Desde entonces, encontré mi pasión en la escritura, pero también continúo creando de otras maneras, raramente viajo sin mi tejido o herramientas de dibujo. Estoy pensando en un futuro cercano, tomar clases de vidrio soplado o escultura.

¿Has pensado aprender algo nuevo? Lo recomiendo. Aumentar tus habilidades, tu conocimiento de base y tu zona de confort, es altamente beneficioso para tu sentido de bienestar general *y* tu autovalor.

Descubre cómo vivir artísticamente

Vivir artísticamente es la habilidad de mezclar *responsablemente* las necesidades de supervivencia con la estética de belleza y forma. La naturaleza nos provee con la paleta perfecta, ya que cada ejemplo de diseño tiene un origen orgánico en algún lado del mundo natural; piensa, por ejemplo, acerca de las posibilidades infinitas de los copos de nieve. La creatividad es alentarte a nutrir tu alma y aprovechar la belleza que existe en el mundo a pesar de su tragedia. Tu sentido de gozo estético se traduce a un mensaje de vitalidad, esperanza y compañerismo para un planeta que, demasiado a menudo, se siente extremadamente fuera de tu control.

Si sientes que eres un lienzo en blanco esperando la inspiración del artista, como está implicado en el concepto *tabula rasa,* (la teoría de que los seres humanos nacen sin contenido mental innato o congénito), sugiero que tomes la postura de que tu lienzo es la base de una pieza de arte incalculable. Así lo puedes llenar con todas las experiencias deliciosas e interesantes que encuentres.

Mi hermana Debbie, quien es profesora de arte en Los Ángeles, me dijo que ella anima a los estudiantes a buscar posiciones estratégicas *diferentes* a las que ya han visto. Con tal licencia creativa, sus alumnos tienen energía para soñar lo imposible; eso es: esperar y alcanzar algo nuevo. Las lecciones creativas como éstas pueden adaptarse a todos los ámbitos de la vida. La naturaleza de la creatividad es que no estás restringido a un método, diseño o concepto; verdaderamente, el mundo es tu ostra ¡y *tú* eres la perla!

Aquí hay algunas de las cosas que mi hermana ha compartido con sus estudiantes, que creo que todas debemos recordar:

- Comprende que todas las artes y ciencias son un cúmulo de experiencias creativas.

- No insistas en el perfeccionismo para tu disfrute pues, después de todo, el significado original de la palabra *amateur* viene del verbo latino *amare,* que significa "amar" y se refiere a una persona que ama lo que hace.

- La meta del aprendizaje y creatividad de toda una vida, no es obtener un diploma, es desarrollar un entendimiento personal significativo, entendiendo de qué se trata tu experiencia de vida.

Deja que fluya

El psicólogo Mihaly Csikszentmihalyi propuso el concepto de *fluir,* como un estado mental que describe lo que sucede cuando una persona está totalmente inmersa en lo que hace. Esta se vuelve más *diferenciada* como resultado de experiencias fluidas: se siente más capaz y más calificada. Nada más observa qué tan inmersa está tu hija cuando trabaja en un rompecabezas de mil piezas, o está aprendiendo a pintar, y qué tan feliz y satisfecha se queda cuando completa su actividad.

Cuando das espacio para expresar a tus propios impulsos creativos, y enfocas tu atención en ellos, tu sentido de bienestar se amplifica, tu experiencia del flujo genera un sentimiento de enfoque energético y de éxito. Ya sea que estés esquiando en una bajada difícil y rápida, o haciendo el disfraz de Halloween para tu hijo, tu concentración, enfoque, e involucrarte creativamente, fortalecen un sentido de control personal que te valida enormemente. Para lograr esa finalidad, dos de las muchas grandes razones para que tus hijos se involucren en un deporte que disfruten son: (1) aprender la habilidad de enfocarse intensamente en una actividad, y (2) sentir esa sensación profunda de gratificación cuando están totalmente involucrados en esa actividad.

Romper tu rutina normal para aprender una nueva habilidad, involucrarte en actividades creativas, tomarte un descanso bien merecido, pueden mejorar tu calidad de vida tanto física como mentalmente. Los estudios nos demuestran cómo las mujeres que se saturan con sus agendas de trabajo hasta el grado que no les queda tiempo personal y restaurador, están más propensas a tener altos niveles de estrés y presión sanguínea elevada, lo cual puede causar numerosas enfermedades crónicas, incluyendo problemas coronarios. Asegúrate de aminorar el paso, respirar y contar hasta diez.

Tu habilidad para disfrutar cultura, naturaleza, arte, diseño, ciencia y música, así como tu disposición a crear algo nuevo —ya sea un guión, un jarrón de cerámica, el pastel de queso perfecto o una ópera— engendra un aura palpable de posibilidades a tu alrededor. La vibración de alguien que está involucrada en el descubrimiento y deseo de ver más allá de *lo comprobado,* de ir hasta *lo valiente y nuevo,* está cargado de positivismo.

Sin embargo, no estoy tratando de sugerir que los esfuerzos creativos deban ser solitarios y sedentarios, sino que puede ser más fácil para ti estimular tu musa cuando te conectas con otra gente. Aquí tienes algunas sugerencias para encontrar actividades que puedas disfrutar con otros:

- Si eres tejedora, busca una tienda de estambre que ofrezca clases o sesiones de tejido en grupo.
- Únete a un club de lectores o a una clase de escritura creativa.
- Participa en un maratón, carrera o bicicleta.
- Toma una clase de cocina o pintura.

Estimula la autenticidad

Sintonizarte con tu musa creativa y tu ser interior auténtico, requiere ser consciente de uno mismo, junto con la habilidad de comportarte de maneras congruentes con tus *propias* necesidades y códigos morales. Tal estado mental se llama *eudemonía* y se describe como un estado de bienestar obtenido de vivir de acuerdo a tus valores más profundos.

Saborear las muchas alegrías de la vida, apreciar la belleza de la naturaleza y practicar estar en el presente, te ayuda a vivir holísticamente, haciendo posible que nutras tu fuerza interna y construyas tu sentido de estima y valor. Los psicólogos sociales han estudiado durante mucho tiempo las implicaciones y diferencias individuales de la autenticidad, sugiriendo que es una de las más profundas necesidades psicológicas que tienen los humanos. Tenemos hambre de autenticidad en nuestras vidas; de hecho, esto se hace evidente en la búsqueda de validez en todas las áreas de la vida, desde relaciones y carreras hasta entretenimiento y espiritualidad. Nuestra curiosidad de explorar y crear está motivada en parte por este impulso.

Por cierto, la autenticidad no lleva ligado un juicio de valor mundano específico, ni es siempre perfecta o bonita o bien organizada o inteligente. Tu auténtico ser interno es simplemente real, tu *verdadero ser,* y es el mejor lugar donde cultivar tu creatividad. Vas a encontrar que habitas más frecuentemente en ese estado, cuando te abres a experiencias sin censurarlas o distorsionarlas. Cuando vivas en el momento totalmente, como puede suceder con las experiencias en el flujo, tu propio ser interno se siente más fluido y maleable, abierto a nuevas aventuras y epifanías creativas. Cuando puedas confiar en la fuente de tu poder interno —tu conocimiento intuitivo para guiar tu conducta— podrás darte el tiempo para *responder* apropiadamente a los eventos de la vida, en vez de solamente *a reaccionar* a ellos.

El antiguo texto sánscrito contenido en el épico hindú Mahabharata, que se conoce como el Bhagavad Gita, declara que tienes un deber por hacer: realizar todo tu potencial, determinar tu individualidad, dones únicos y llamado, y vivir tu vida auténticamente. ¿Qué puedes hacer para pasarte a este estado del ser?

La respuesta simple a esta pregunta es ésta: trabaja para construir *y reparar* tu energía central. Tu mente necesita descanso y estimulación positiva, tanto como tu cuerpo lo hace para restaurar su centro. Todo tipo de actividades que te permitan disfrutar son tierra de cultivo para los pensamientos creativos, así que comprométete en alguna actividad que te permita expresarte. También, permanece dispuesta a investigar muchas áreas ya que la curiosidad es el fundamento del genio.

Prueba lo siguiente:

- Pasa tiempo tú sola en la naturaleza, respira aire fresco, escucha los diferentes sonidos de la naturaleza y permítete absorber la belleza a tu alrededor.

- Escribe un diario privado.

- Lee novelas.

- Visita una galería de arte o un museo para inspirarte.

- Emplea el lado derecho de tu cerebro usando la mano que no usas normalmente.

- Haz un pastel, ponle la cubierta de dulce y cómete un pedazo.

- Ejercita, recarga el suministro de oxígeno y glucosa de tu cerebro.

- Organiza tu clóset usando un código de colores.

- Usa tu fuerza de voluntad porque la disciplina altera la mente.

- Toca un instrumento musical.

- Canta o escribe una canción.

No pienses que "no eres artística". Negar tu creatividad se relaciona más con el *miedo a fallar* que con admitir tu incompetencia; y permitir que tus miedos dirijan tus acciones, no sólo incrementa tu nivel de estrés, también sofoca tu expresión personal. Permítete crear, porque disfrutar es el resultado de llevar a cabo acciones gratas y satisfactorias.

Reta tus fronteras

Incontables mujeres han ayudado a cambiar al mundo con sus habilidades creativas, retando las fronteras aparentes. Por ejemplo, Jane Austen, la novelista talentosa del siglo dieciocho y principios del diecinueve, usó su don de la palabra para dar a conocer el desequilibrio de poder en las relaciones entre hombres y mujeres de sus días. Y Marie Curie, la brillante física y química de finales de los siglos diecinueve y principios del veinte, empleó su creatividad y curiosidad para investigar el campo de la radioactividad. Pero no se necesita ser famosa para darte cuenta de que eres un ser humano excepcional con un potencial ilimitado, sólo necesitas ser una pensadora independiente. Cuando ejercitas esta habilidad, *estás ejercitando la libertad.*

Plan International, una organización dedicada a ayudar a los niños de todo el mundo, es una de las organizaciones no lucrativas en la cual estoy involucrada, en particular porque ellos se dan cuenta donde hay una mayor disparidad en el trato de niños y niñas. Como parte de su misión para asegurar una mejor vida para los niños, Plan International empezó a realizar investigaciones y a generar un reporte anual sobre el estado de las niñas en el mundo, (al cual puedes tener acceso en su página de Internet: **www.planusa.org**). Según su informe de 2008 vemos que está muy claro que no todas las mujeres en el globo disfrutan de las libertades más básicas en el mismo grado que lo hacemos nosotras. Millones de niñas alrededor del mundo, particularmente aquellas que viven bajo la sombra de la guerra, están condenadas a una vida de pobreza y desigualdad. Así que aprecia las opciones que tienes.

Sin tomar en cuenta si tienes libertad de actuar desde tus pensamientos independientes o no, ten muy claro que tu habilidad de *tenerlos* es virtualmente sacrosanta. Tus pensamientos son nada más tuyos para crear y manejar, así que úsalos sabiamente pues estás creando tu vida con ellos. Como dijo Swami Muktananda: "Creamos nuestro propio mundo con nuestros pensamientos. Y así hacemos nuestro propio cielo o infierno". Similarmente, Viktor Frankl, el famoso neurólogo austriaco y sobreviviente del Holocausto, documentó su teoría existencial usando sus propias experiencias como prisionero de un campo de concentración. Descubrió de primera mano que sus pensamientos y percepciones eran solamente suyas para crear, y resulta que era lo único que sus carceleros no podían quitarle.

Recuerda que la creatividad tiene que ver con esperanza y la esperanza sugiere posibilidades..., y todos necesitamos creer que la vida tiene posibilidades. Siendo ese el caso, ¿cómo estimulas *tú* la esperanza en tu vida? Prueba algo de lo siguiente:

- Ten amigos que te apoyen.

- Vive en el presente y haz la paz con tu pasado.

- Involúcrate en nuevas actividades desafiantes. ¡Participa!

- Sé feliz contigo misma; no sólo satisfecha, o haciendo como si lo fueras, sino verdaderamente *feliz.*

- Aprecia a los miembros de tu familia e investiga su historia, o sea, los hechos y tradiciones de tu familia.

- Sé curiosa y haz una lista de al menos cinco cosas de las que te gustaría saber más.

Los sabios religiosos señalan la divinidad en tu interior y te recomiendan que expreses bondad en tus acciones. En el gran esquema de las cosas, estás absolutamente conectada al infinito y se espera que sobresalgas y prosperes, y dejes el mundo más bello de lo que lo encontraste. Así que piensa en tus acciones positivas como creaciones y lucha por ser "de una manera optimista, prolífica" porque el arte y la creatividad requieren mucho más entusiasmo que disciplina.

Tu obstáculo más grande para poder experimentar realización en cualquier área de tu vida es la *inercia*. No hay límite a las metas que puedes obtener, los éxitos que puedes disfrutar y el arte que puedes crear. Dios no le puso límite a estas cosas, ¿por qué lo harías tú? Cuando creas estas conexiones, creas soluciones y creas buena voluntad: todo el mundo gana. En tu propia forma, tu artista interior es tan profundo y apasionado como Miguel Ángel.

Tareas personales

- Decide involucrarte en actividades creativas.

- Recuerda algunas de las cosas que te gustaban cuando niña (tales como: colorear, tocar el piano, dibujar figuras, esculpir, arreglar el jardín o similares) y toma una clase que pueda capturar esas actividades que disfrutas.

- Tómate un tiempo en tu día para una reflexión personal y contemplación.

- Alimenta tu curiosidad: aprende algo nuevo acerca del arte, diseño y música.

- Escucha música clásica.

Sabiduría de tus semejantes

*"¿Qué hace valiosa a una mujer? Un sentido de propósito.
Un sentido de autoestima. Encontrar algo en la vida
que sea una salida creativa. Continuar evolucionando
para que no se estanque".*
— **Diandra de Morrell Douglas,** productora, España

*"Creo que cada persona nace con valor; y cómo se desarrolla
ese valor depende de tu clase social o de las oportunidades
que se presentan. El valor de una mujer empieza con el ser
interno y cómo ella se percibe a sí misma. No relaciono
valor con dinero cuando hablamos de una persona, aunque
muchos lo hacen. Lo que pones en tu vida, eso obtienes de
ella...; la suerte es posible (y el momento oportuno también),
pero nunca puedes desdeñar enrollarte las mangas y trabajar
duro para encontrar tu verdadero valor".*
— **Pamela Rasey,** Ohio

*"Mi valor como mujer viene en muchas formas. En el trabajo
me siento valiosa, funcionando y actuando como una mujer
profesional poderosa. Me siento igualmente valiosa en casa:
cocinando para mi novio y planchando su ropa un sábado
por la tarde. Como mujeres, tenemos la habilidad única de
probar muestro valor de muchas formas, desde domésticas,
profesionales y humanitarias, lo que enriquece nuestras vidas
y las de las personas a nuestro alrededor".*
— **Alisha Rodriguez,** salud pública sin fines lucrativos,
California

*"Crecí en una vecindad pobre y, como niña, siempre
sentí que no valía. Pero me casé con un hombre fantástico,
pusimos juntos un negocio y tuvimos cuatro hijos
maravillosos. Creo que todas las experiencias duras,
pruebas y tribulaciones por las que pasamos, me
hicieron darme cuenta de mi valor y sentirlo".*
— **Cindy F.,** secretaria legal, Sudáfrica

*"Nunca me he cuestionado mi propio valor.
Mi madre me educó para ser responsable de mis
acciones; desde que tengo edad para recordar, fui
responsable de mí misma, no tenía otra opción".*
— **Diane von Fürstenberg,** diseñadora, Bélgica

*"Mis padres siempre nos recalcaban a mi hermano y a mí,
que éramos merecedores y que nuestro valor como personas
estaba ligado a la manera en que tratáramos a otros.
Siempre quise impresionar a otros, pero no sabía cómo
hacerlo. De todos los proyectos voluntarios en gran escala
que he realizado, los que he encontrado más gratificantes
son las relaciones personales y son las que han contribuido
más a lo que siento acerca de mí misma. Ahora que
soy madre, me siento responsable de inculcar a mis
hijos un sentido de valor propio, así como un sentido de
responsabilidad hacia los que los rodean".*
— **Judy F.,** abogada, California

Preguntas de tu diario personal

- ¿Cuáles estímulos creativos reconoces y llevas a cabo?

- ¿Pasas tiempo creando? ¿Te permites la libertad de diseñar y explorar?

- ¿Cuándo fue la última vez que fuiste a caminar sola?

- ¿Ves la vida con optimismo? Si no lo haces, ¿por qué? ¿Qué te impide ver tu vaso medio lleno?

Afirmaciones de automerecimiento

S.O.R.T.H.
Sabiduría
Soy creativa por naturaleza.
Uso todos los colores de mi arco iris.

S.O.R.T.H.
Optimismo
Mis talentos únicos ayudan a que
el mundo sea un lugar mejor.

S.O.R.T.H.
Responsabilidad
Reconozco mis habilidades creativas.
Tomo iniciativa en su uso.

S.O.R.T.H.
Tenacidad
Busco respuestas. Estoy dispuesta a explorar el mundo a mi
alrededor y a quitarme las vendas de los ojos.

S.O.R.T.H.
Honestidad
Estoy dispuesta a descubrir lo que me emociona y satisface.

SEGUNDA PARTE

Relacionar: asumir responsabilidad de tu valor

"Hace cuarenta años, cuando me dijeron que debía aprender a escribir a máquina, para que algún día pudiera mecanografiar los documentos de un supuesto novio, todavía no sabía lo que quería, pero sí sabía que eso no era lo que quería. Es un acto de confianza extrema pensar que las cosas pueden ser verdaderamente diferentes, pero esa clase de confianza era lo que yo sentía; confianza extrema en mí misma, igual que los millones de mujeres que sabían que deberían haber algo más en la vida que un ligero aumento y un refrigerador sin escarcha".

— **Anna Quindlen,** periodista y autora, extracto de un segmento de la revista *Newsweek*

"Pienso que siempre supe que valía, pero la vida tiene sus desafíos, así que debemos ser amables con nosotras mismas y con los demás. Si hacemos depósitos espirituales en nuestra alma, cuando los tiempos sean desafiantes, tendremos suficiente autovalor para continuar con gracia".
— **Jo Ann Ralston,** Oregon

"Puedes encontrar el valor de una mujer en el mundo del trabajo o en la casa. De cualquier modo, se define por un sentido de propósito. Todos, hombres y mujeres, necesitamos sentir que tenemos un propósito en esta tierra. Para mí, crear un hogar y educar niños me ha dado un sentido de propósito y valor. Mientras que los éxitos de mis hijos y de mi esposo en parte se deben a la suerte, genética y trabajo duro, creo que también contribuyó el apoyo de trasfondo que les proporcioné. En cuanto a mí, estar en segundo plano ha sido placentero. El valor puede provenir de la red de amigos que una mujer cultiva y de las experiencias compartidas. El calor y el bienestar que una mujer crea también pueden ser una medida de valor".
— **Leah Fischer,** madre, esposa y abogada, California

CAPÍTULO CINCO

Reafirmarte: hacerte cargo de tu narrativa

"La experiencia es una maestra dura, porque primero hace el examen y luego, dicta la lección".
— **Vernon Law,** jugadora de béisbol

¿Te sientes cómoda reconociendo y expresando tu propio poder personal? A fin de cuentas, ¿qué significa eso? *Poder* puede sonar como una palabra agresiva, así que puede ser que te sientas incómoda usándola en una oración que te describe. Trata de verlo en un contexto diferente: imagínate que el poder personal es tu conductor interno, o el motor que genera un movimiento confiado hacia delante. Aunque tu motor esté funcionando en modo silencioso, está produciendo energía.

Desdichadamente, te pueden haber enseñado, o has aprendido por experiencia, a mantener tu poder oculto. Estas preguntas te ayudarán a descubrir si eso es lo que realmente te sucedió:

- Evitas decir tu opinión frente a colegas masculinos?

- ¿Te sientes insegura de tus habilidades y conocimientos básicos?

- ¿Fuiste educada para pensar que las mujeres son el sexo débil, o que no pueden competir con los hombres en deportes, negocios y finanzas?

- ¿Puedes superarte e ir más allá de un estereotipo social, que te ve casi siempre como tímida, obediente y emocional?

Probablemente, creciste, ya sea de una forma articulada, o no expresada, rodeada por la actitud de que hay ciertas fragilidades asociadas con ser mujer, y eso puede ser difícil de desechar. Tu poder personal (tu moneda interior única), está envuelta en tus sentimientos de valor, y tú dudas de su existencia, o demasiado a menudo lo abandonas todo.

¿Cómo has lidiado con decretos sociales que tienen el poder de silenciarte o marginarte? ¿Puedes ignorarlos ahora? Si fuiste educada creyendo que masculinidad es igual a fuerza e inteligencia, y que las mujeres no deben objetar las opiniones y deseos de un hombre, puede ser muy intimidante retar esa creencia. ¿Tienes suficiente confianza para debatir prejuicios equivocados?

Esperemos que sí. Sin embargo, tus respuestas a situaciones de vida pueden estar programadas o atrapadas en influencias sociales y culturales, tanto así, que se vuelven automáticas. Puede ser que no te des cuenta de que lo estás haciendo, pero de muchas maneras sutiles entregas tu poder todo el tiempo.

Piensa en lo siguiente:

- ¿Tienes un punto de vista equitativo en la división del trabajo en tu casa?

- ¿Administras tus propias finanzas?

- ¿Se considera tu carrera tan importante como la de tu esposo?

- ¿Tienes control de tu propio tiempo y de tu cuerpo?

- ¿Asumes roles de apoyo sin acreditarles su verdadero valor?

- ¿Te has convertido en una "personalidad de anonimato" o en una persona tímida?

- ¿Sigues, o te conformas, en vez de mantenerte firme en lo que crees?

- ¿Confías lo suficiente en tus opiniones para expresarlas libremente?

- ¿Te das cuenta de que a menudo necesitas darte por vencida o ceder?

- ¿Te formas tus propias opiniones políticas, o te sientes presionada y te alineas con tu compañero, esposo, padre o cualquier otra figura de autoridad en tu vida?

Debes enfrentar el reto y afirmarte. Cuando activas tu poder personal, asciendes a tu potencial pleno.

Aprende a ser flexible y elástica

Evaluarte (incluyendo tus habilidades, metas y atributos) y luego, *reafirmarte,* son conductas que te ayudan a construir tu confianza. También proveen *flexibilidad,* que se define como: "La habilidad de hacerles frente y adaptarte a situaciones difíciles o desafiantes". Aunque luches con un paquete de retos únicos cada día, toda la humanidad enfrenta un mundo cambiante que requiere de adaptación continua. Todos estamos obligados a ser más eficientes en lo que hacemos: trabajar más duro y durante más tiempo, lidiar con traumas, hacer frente a contratiempos y vencer adversidades. Y a pesar de que nacemos con la capacidad de desarrollar flexibilidad, normalmente no nos enseñan esta habilidad.

Las personas flexibles pueden funcionar a través de las dificultades, sobrevivir y prosperar en situaciones difíciles sin actuar de maneras disfuncionales. Las que son elásticas, (piensa en ágiles, maleables, flexibles y elásticas), pueden recuperarse más fácilmente de experiencias traumáticas.

La habilidad de ser flexible no sólo te hace ser un mejor individuo, más feliz, fuerte o sabio, también puede asegurar tu supervivencia. Así que, ¡actúa afirmativamente! Aquí hay algunas sugerencias para hacerlo:

Hazte cargo de tu mente y de tu cuerpo. Aprende a manejar y a estabilizar tus emociones, tu salud y tu sentido de bienestar, reduciendo el estrés, ejercitándote, comiendo apropiadamente y durmiendo lo suficiente. Camina, habla, come razonablemente y ríe: son instrucciones simples pero sorprendentemente efectivas.

Busca la manera de resolver tus problemas de una manera *productiva*. Cuando te enfocas en el problema en vez de en la emoción que surge, estás usando lo que los psicólogos llaman: enfocarse en el problema. Esta habilidad te ayuda a formar músculos resistentes.

Apadrina un ser interno fuerte y enorgullécete de quién eres. Esto se conoce como una "autoimagen positiva", y puede fortalecerse y sintonizarse con intervenciones simples tales como: repetirte afirmaciones o por medio de discusiones edificantes contigo misma.

Desarrolla la habilidad de convertir la adversidad en fortuna. El viejo adagio: "Si Dios cierra una puerta, en algún lugar abre una ventana", viene al caso, así como el concepto de buena racha. La vida está llena de cambios, giros en el camino y retos, que pueden ser vistos como oportunidades. Escoge conscientemente verlos de esta manera.

Vencer la necesidad de conformidad y desamparo

Cansada de luchar con el espíritu del tiempo, ocasionalmente, puedes sentirte tentada a ceder para lograr lo que quieres, en vez de mostrar fuerza y tomar el riesgo de ser desterrada, condenada o ridiculizada.

Es importante notar que la razón por la cual nuestros viejos ancestros no retaban el statu quo, viene de un miedo muy tangible: ser desterrados de la tribu; por esto para sobrevivir, la conformidad se esperaba y era necesaria.

Siguiendo esta tendencia a lo largo de las etapas de evolución hasta la era puritana más reciente, la obediencia femenina era considerada vital para poder construir la comunidad. Muchas de nuestras costumbres y estigmas actuales, reflejan estas viejas líneas directivas, y es por lo que subconscientemente nos apegamos al remanente de reglas antiguas.

Sin importar qué tan fuertes puedan ser nuestros instintos primarios, estos mapas neurales no tienen que fijar tus conductas actuales: *puedes* formar nuevos hábitos. Ya que tu seguridad depende de la habilidad de usar tu mente, fuerza mental y vigor, éstas son en realidad destrezas de supervivencia. Y cuando tienes conocimiento, tienes acceso al poder: es un concepto simple. *La educación es clave.* Por esto, la primera meta, y la más importante para las mujeres en Afganistán e Iraq, azotadas por la guerra, era restablecer escuelas para las niñas. De esta manera, el desparejo cincuenta por ciento de la población, que estaba esencialmente sin poder, tendría, eventualmente, la oportunidad de efectuar cambios positivos en sus sociedades.

Tu fuerza reside en tu habilidad de usar lo que has aprendido para mejorar tu vida (y las de aquellos a tu alrededor). Lo siguiente te puede ayudar:

Revalúa tus respuestas automáticas. La necesidad de conformarte para tu situación actual, ¿es instintiva o verdaderamente relevante?

Recuerda que ser parte de un colectivo requiere una conducta de dar y recibir, aun para una persona individualista. ¿Estás a gusto con las concesiones que haces para ajustarte a las normas o te quedan resentimientos? Asegúrate de reafirmarte y compartir tus preocupaciones.

Aprende a respetar tu propia sabiduría y tu sendero de desarrollo. Conformarse no necesariamente debe destruir la personalidad. Hacer compromisos es una parte integral de la vida, ten en mente que esa conducta *sigue siendo* una elección.

Comprende que asumir un rol dependiente y sumiso no construye tu autoestima, sino que alienta un sentido de impotencia, y eso *no* es lo que queremos. *Impotencia aprendida* es un principio psicológico que describe lo que sucede cuando un animal o una persona cree que es impotente en una situación dada, aunque tenga la habilidad de vencerla; es una condición debilitante en la que, desafortunadamente, muchas mujeres languidecen. Este estado puede surgir de una percepción de falta de control sobre la vida, que puede confundir fuertemente el sentido de valor, validez y razón de ser del individuo.

Recuerdo la impotencia que sentía cuando a mis veinte años, luchaba por combinar la maternidad con un ingreso para subsistir. Aunque trataba de hacerme cargo de mis pequeños, sabía que necesitaba ganar mi propio dinero..., sin embargo, estaba en un forcejeo constante con quien ganaba más salario en la familia, acerca de mis deberes y mi habilidad de repercutir en el presupuesto familiar. Mi participación en el manejo del ingreso familiar, en esos tiempos, era limitada porque mi contribución parecía insignificante. Por un largo período de mi vida, creí en esa tontería y me sentí extremadamente vulnerable.

Puedes evitar ese destino reafirmándote; empieza poco a poco si es el caso, pero da un paso adelante. He aquí algunas sugerencias para empezar:

- Aprende una nueva habilidad.

- Habla acerca de tu *igualdad* con tu compañero antes de establecer un hogar.

- Di lo que piensas en las reuniones.

- Dedícate a algo que te interese.

- Vota; esta es otra manera de usar tu voz.

- Ofrece tu tiempo, talento o dones, para ayudar a alguien menos afortunado.

- Empieza a ahorrar para tu fondo de retiro.

- Rétate a ti misma. Hazte responsable de alguna tarea que creías que no eras capaz de llevar a cabo.

Al desaprender tu impotencia, lograrás una más justa distribución de poder entre tú, los hombres y otras mujeres en tu vida. Puede parecerte uno de los puentes más difíciles de cruzar, pero hazlo de todas maneras porque es un umbral importante. Asume tu derecho a existir y *valora tu propia participación,* no importando dónde estás en la cadena alimenticia. Podrás aprovechar tus fortalezas valorándolas honestamente por lo que son.

Puedes ser segura y tomar la iniciativa

Cuando puedas invocar el sentimiento de seguridad propia que proviene de una evaluación honesta de tus habilidades, vas a irradiar confianza (la fuerza de saber de lo que eres capaz). Cuando estás segura de que puedes cambiar cosas o impactar situaciones, es mucho más probable que triunfes.

Como dijo el maestro taoísta Deng Ming-dao: "No importa qué tan extrema es la situación, ésta va a cambiar". Cuando tienes confianza, eres mucho más capaz de *manejar* el cambio cuando llega. Cuando sabes quién eres, y puedes reconocer a la mujer en tu interior, estás mejor preparada para equilibrar tu campo de juego, en cualquier juego que participes. Finalmente, las reglas con las que juegues serán mucho más justas y balanceadas, si tienes un mayor interés al establecerlas.

Aunque afirmar tus proezas intelectuales, parezca estar en pugna con la creencia de que a las mujeres las pusieron en el planeta para ser compañeras más que líderes, no dejes que eso te detenga... Igualmente, no puedes permitir que estereotipos anticuados cuestionen lo más profundo de tu ser sólo por el número de cromosomas que tienes.

Hemos tenido numerosas antepasadas, desafiantes, líderes y asertivas, que nos han mostrado otras maneras de actuar. Una de las lecciones más valiosas que podemos aprender de estos mentores es que tomaron la iniciativa. Cuando *nosotras* tomamos la iniciativa, proyectamos el mensaje de que estamos dispuestas, *y podemos* tomar la delantera, pasar al asiento del conductor. Pero, ¿por qué es tan difícil este concepto para muchas de nosotras?

Ahora pregúntate qué está interfiriendo en tu camino hacia el éxito. Es muy probable que tu respuesta sea el miedo, posiblemente uno muy enraizado, tal como:

- Miedo al fracaso
- Miedo al abandono

- Miedo a hacer el ridículo
- Miedo a la crítica

Bajo la superficie de tus acciones puede estarse filtrando el miedo a que, si dejas ver lo que *realmente* sabes, te arriesgas a retar a hombres competitivos de una manera equivocada, lo cual resultó ser desastroso en nuestro pasado lejano. Puedes estar evitando inconscientemente exhibir tu inteligencia sin darte cuenta, a causa de ese pequeño y molesto mapa cerebral prehistórico llamado "instinto de supervivencia".

Sin embargo, en el milenio *actual,* debes estar consciente de que tu miedo de ser asertiva es confuso e inadaptado. Estudios actuales muestran que para poder estar a la cabeza en los negocios, las mujeres, usualmente necesitan ser *más* asertivas que los hombres. Recuerda que tus instintos están ahí para mantenerte viva pues, te avisan del peligro: ponte alerta. Es peligroso resistirte a actuar, o mostrarte insegura de tus habilidades. Si eres indiferente acerca del curso de tu vida, vas a poner en peligro tu sentido general de bienestar y calidad de vida. A *esto* debes tenerle más miedo.

No fuiste creada para ser una sombra que acecha en el trasfondo y se mantiene pacientemente (y perpetuamente) al margen. Inspírate en los logros de tus antecesoras femeninas. Armada con esa motivación estelar, desafíate a hacer los cambios que buscas en tu propia vida. Aunque estás genéticamente programada para estar *orientada al proceso,* en vez de estar *orientada a la solución,* enfócate en el resultado que quieres obtener y usa tus instintos orientados al proceso para que te indiquen la mejor ruta para llegar.

Prueba lo siguiente:

• Participa de forma activa en la planificación de la economía familiar.

• Si no estás a gusto con tu perspicacia financiera, haz un esfuerzo para aprender a balancear tu presupuesto, y prepárate para el futuro.

• Mantente al tanto de sucesos políticos y noticias globales. Crea opiniones fundamentadas, y permanece dispuesta a discutirlas y debatirlas.

Cuando eres asertiva, tu presencia es esencial. Por *presencia,* me refiero a tu habilidad de mantener conciencia de ti misma. Cuando ejercitas esta habilidad, tu poder personal (o sea, tu *intención* personal) está en guardia. Nota, por favor, que tener presencia y transmitir tu poder personal tiene muy poco que ver con ser el rey de la colina, porque está claro que no siempre vas a ser líder. *La vida se trata de trabajo en equipo.* Está bien tener un rol de apoyo, pero lo que es crucial es que tú te sientas *validada* y *valuada* al hacerlo. Date cuenta que tu sentido de poder y el valor se gestan dentro de *ti.* Es cierto que tu jefe está a cargo, pero necesitas sentir que estás en una relación justa, y que tus responsabilidades son una parte importante, válida y valiosa del todo.

Tareas personales

En tu diario personal, haz una lista de las cosas que puedes hacer para ser más asertiva. La lista siguiente contiene algunos ejemplos; debes tomar en cuenta lo que está pasando actualmente en tu propia vida y enfocarte en las acciones que necesitas llevar a cabo personalmente.

He aquí algunas ideas para escribir (siempre escribe tus afirmaciones en tiempo presente):

- *Encuentro mi voz. Es un gran salto, pero tengo que aprender a articular mis opiniones.*

- *Uso mi voz para expresar gratitud por lo que tengo y lo que soy.*

- *Encuentro el coraje para dar un paso hacia adelante y tomar un rol de líder en el trabajo, la escuela, la casa, en clubes o en mi iglesia.*

- *Aunque pude haber escogido un rol de apoyo en la vida, reconozco que mis contribuciones son vitales y válidas. Propongo mis propios estándares de excelencia y me elevo hacia ellos.*

- *Imagino metas futuras, tanto para mí misma como para el mundo en general, sintiéndome optimista cuando lo hago.*

- *Reconozco que mis acciones tienen un impacto en mi vida; decido actuar positivamente.*

- *Tomo posesión de mi moneda personal, y activo mi poder personal, reconociendo mi importancia y valor innato.*

- *Uso afirmaciones positivas para ayudarme a expresar mi valor; sé que se ha comprobado que una actitud positiva puede cambiar mi modo de pensar y prepararme para una vida más positiva y productiva.*

- *Trabajo para formar nuevos hábitos que promuevan mi bienestar.*

- *Me defiendo, reconociendo mi validez.*

- *Tomo responsabilidad de mi habilidad de marcar una diferencia en mi sentido de bienestar, y decido ser feliz. Me recuerdo que sólo yo puedo crear mi vida.*

Sabiduría de tus semejantes

"Pienso que lo que hace a una mujer sentirse valiosa es su propia percepción. Es muy fácil perderla en las trampas de lo que popularmente se conoce como feminidad. Ahora más que nunca existen expectativas de que la mujer 'tenga todo': una familia, una carrera exitosa, inteligencia, astucia, belleza y sensibilidad. Nadie esperaría tanto de un hombre. Así que yo pienso que es fácil que una mujer se pierda en eso, tratando de balancear todos los aspectos de su vida con todas las expectativas puestas en ella. Puede que tenga su carrera,

pero que todavía necesite el matrimonio, (o viceversa); luego, cuando ya lo tiene, siempre habrá la obsesión de mejorarlos, fortalecerlos o conseguir mayores éxitos (sin embargo, pienso que ésta es la forma de pensar estadounidense). Pienso que una mujer encuentra, en realidad, su propio valor viendo hacia dentro y haciendo lo que la satisface, no sucumbiendo a la presión de lo que se espera de ella".
— **Tina Tyrell**, fotógrafa, Nueva York

"Yo era gorda y una paria social cuando niña, así que tuve que trabajar duro para darme cuenta de mi propio valor. Descubrí que uno <u>puede</u> aumentar su valor. Mi consejo es que trates a todos como seres valiosos; tratar dignamente a alguien nunca es un error".
— **Kat M.**, Estados Unidos

"¿Qué define el valor de una mujer? Pienso que eres lo que <u>crees</u> que vales. Eres tu autoestima y amor a ti misma. Algunas mujeres son golpeadas y creen que deben vivir ese tipo de vida. Creo que las mujeres complementan a los hombres y viceversa. Sólo necesitas encontrar tu alma gemela".
— **Cindy F.**, secretaria legal, África del Sur

"Cuando me preguntan: ¿Qué hace a una mujer valiosa? inmediatamente medito en mi vida, en la que fui educada por

mi madre. La experimenté como un ser humano poderoso, así que ser mujer no me impidió, de ninguna manera, pensar que todo era posible. Mi madre apoyó la igualdad y yo fui testigo de que ella compartió las responsabilidades a partes iguales con mi padre. Por lo tanto, si una mujer siente que está haciendo su parte para contribuir con algo o alguien fuera de ella misma para crear impacto en su vida, se merece el sentimiento de ser valiosa".

— **Lili Gross,** diseñadora y madre, California

"Las mujeres son la base de las familias. Los hombres son la cubierta del pastel, y la cubierta puede ser muy importante".

— **Tricia Dressler,** productora, Georgia

"Mis dos hijas nacieron sordas. Todos en la familia se deprimieron y se desesperaron, y yo tuve el valor de defender a mis hijas, sonreír y asegurarme que tuvieran una vida normal. Tuve éxito llevándolas a una escuela 'normal' todos los días. Busqué ortofonistas para que les enseñaran a leer libros y labios. Quería que mis niñas vivieran tan felices como los otros chicos y se acostumbraran a usar prótesis auditivas. Con mucho trabajo, ¡aprendieron a hablar fluidamente francés y inglés!

"A los 27 años, mi hija recibió un implante coclear en 2007. Sabía que lloraría la primera vez que oyó mi voz. Siempre he estado ahí para mis chiquillas. Nos amamos y eso hace que valga la pena vivir. Así es como yo experimento mi propio valor".

— **Daniele Matalon,** artista, Francia

Preguntas de tu diario personal

- ¿Cómo puedes volverte más asertiva en tu vida?

- ¿Sientes que eres resistente? ¿Te recuperas de las dificultades de la vida? Si no, ¿qué te haría sentir más segura y confiada?

- ¿Te rodeas de gente que apoya tus metas y ambiciones? Si no, ¿por qué?

Afirmaciones de automerecimiento

S.O.R.T.H.
Sabiduría
Sé que el pensamiento independiente
es una forma de fortaleza.

S.O.R.T.H.
Optimismo
Tengo habilidades innatas y un
potencial ilimitado.

S.O.R.T.H.
Responsabilidad
Tengo un punto de vista holístico de la vida.
Tengo muchas facetas.

S.O.R.T.H.
Tenacidad
Creo en mí. Continúo creciendo.

S.O.R.T.H.
Honestidad
Recuerdo que confiar en mis habilidades construye
autoestima y fortaleza interna.

CAPÍTULO SEIS

Sexo, amor e intimidad: entender y disfrutar tu sexualidad

"Solía ser una Blanca Nieves, pero terminé descarriándome".
— Mae West

No importa lo que nuestras madres nos hayan enseñado; cuando llegamos a la adolescencia, y las hormonas sexuales inundan nuestros cerebros, empezamos a anhelar ese conocimiento prohibido, seductor y carnal. Como especie, nuestro impulso sexual es un instinto de supervivencia. Necesitamos reproducirnos: está en nuestro ADN. Pero, para nosotras las mujeres, obviamente el impulso sexual es algo más que una necesidad instintiva pues está envuelto en sentimientos de bienestar, amor, compañerismo, excitación, picardía y esperanza.

Tu deseo de tener relaciones sexuales excitantes y satisfactorias es totalmente sano; y te incitaron en toda tu juventud a creer que ya venía por el camino por medio de constantes invasiones de mensajes en los medios. Algunos de estos mensajes empezaron en forma de cuentos de hadas, cuando eras una niña pequeña. Probablemente, disfrutabas todas esas historias acerca del príncipe hermoso que se precipitaba en su magnífico caballo blanco para llevar a una pálida doncella en peligro a su castillo, donde vivirían felices para siempre. Pues, lo que empezó como un deseo nebuloso en la niñez eventualmente, se mezclaría con hormonas femeninas propias de la edad y se transformaría en un profundo e intenso anhelo.

Es enteramente normal que desees una relación emocional e íntima con otra persona, y en cierto nivel, estás consciente que tu felicidad se intensificará cuando hayas obtenido sexo satisfactorio. Y, ¿sabes qué? tienes razón. Aprende a confiar en tus instintos.

Una vida sexual sana, no sólo se puede disfrutar, sino que es una parte integral de tu sentimiento global de bienestar. Los estudios nos enseñan que:

- Tener un orgasmo activa la liberación del químico que hace que uno se sienta bien: *oxitocina,* lo cual hace que te sientas más confiada, relajada y con energía.

- El sexo estimula tu sistema inmunológico: tener sexo con frecuencia, de hecho, te hace menos vulnerable a las gripes o influenza.

- Besos profundos y prolongados pueden bajar la presión alta y libera bacterias que estimulan la producción de anticuerpos.

- El sexo puede ser un gran ejercicio cardiovascular, que también mejora la circulación en general y te brinda flexibilidad.

Las religiones y los puntos de vista sociales

Tus instintos sexuales son tan fuertes que se requiere de un gran control mental y físico, y de un compromiso religioso, para negar esta necesidad. Así que, a menos que hayas escogido una vida sin sexo, mejorarás tu propio sentido de armonía si el sexo satisfactorio es parte de tu vida. Si todavía no estás en paz con tu adoctrinamiento sexual previo, es tiempo de traer tus actitudes negativas a la superficie y revisarlas; editar las reglas inapropiadas o que te hacen sentir menos, sacarlas fuera de tu sistema de creencias y empezar a darle un giro positivo a tu forma de ver el sexo. Aun entre los más fieles, se honra la expresión sexual dentro del matrimonio bendecido por Dios. Así que haz las paces con tus creencias religiosas. Tu punto de vista positivo fortalecerá tu sentido general de bienestar y hará tus experiencias sexuales más satisfactorias.

Prueba lo siguiente:

- En tu diario, escribe algunos pensamientos sobre cómo el sexo encaja en tu relación. ¿Cómo difiere tu percepción de la de tu compañero?

- Si te sientes culpable por tener relaciones sexuales, examina por qué te sientes así: encuentra afirmaciones que contrarresten tus pensamientos de culpabilidad, con una percepción más positiva.

- Busca un punto de vista sano con relación a tu cuerpo, tu apetito sexual y tu salud mental.

- Pon interés en aprender cómo funciona tu cuerpo y lo que te hace sentir bien.

- Reúnete con el consejero espiritual de tu confianza, para que te aclare cómo se supone que deben ser las actividades sexuales (en una relación sana), de acuerdo con tu doctrina religiosa.

El sexo es emocionante cuando dos personas participan por *igual*. Pero, ten cuidado, porque muchísimos de los mensajes sociales definen a la mujer, de manera fuerte y equivocada, como objeto sexual.

La necesidad de controlar la actividad sexual femenina, ha impulsado a algunos hombres a dominar a las mujeres usando miedo y fuerza. En tu arcaico pasado, de hecho, hubieras preferido ser dominada por un hombre, más que ser abandonada, pero tales instintos eran de supervivencia. Aquí y ahora, seguramente que no querrás permitir que ese instinto guíe tus acciones. Es menos probable que seas sometida, cuando estás segura de tu sexualidad, y reclamas la legítima propiedad de tu cuerpo y sus funciones. Puedes ser objeto del *deseo* de alguien más, pero tú no eres un objeto. Si no estás experimentando una relación sexual positiva, o si te sientes dominada o abusada, algo está mal y necesitas tomar medidas para realizar cambios. He aquí algunas sugerencias para ayudarte a hacerlo:

- Comprende que mientras la sociedad te envía muchos mensajes acerca de lo que debes hacer para verte más sexy y atractiva, así como la manera en que debes actuar, lo único que debes escuchar es lo que funciona *para ti*.

- Comenta la relación sexual con tu compañero, *fuera* de la habitación matrimonial, en un entorno que no sea amenazante. Sé tan honesta y abierta como puedas acerca de tus sentimientos.

- Busca consejo de un profesional que se especialice en relaciones sexuales.

- Si estás en una relación abusiva, busca ayuda de las autoridades inmediatamente. Hay recursos de emergencias disponibles, úsalos. Ármate de tus instintos verdaderos de supervivencia y *¡sal de ahí!*

La dicha del sexo

Las relaciones profundas y de confianza con otras personas, forman el fundamento de tu comunidad personal: tu red familiar, amigos y colegas de negocios es, esencialmente, tu universo. Tales conexiones positivas, y mutuamente benéficas, pueden intensificar tu sentido de autovalor. Tus relaciones individuales son tan importantes para tu existencia que incluso, te ayudan a definir tu radio de acción. Si eres madre o tienes pareja, tienes una idea muy clara de lo que estoy hablando. Soy madre de cuatro, abuela de cuatro (cierto, empecé joven) y me casé con un hombre que adoro; virtualmente, mi mundo gira alrededor de ellos. Estoy segura de que muchas de ustedes estarán de acuerdo en que sus vidas son similares, en el sentido de que sus relaciones son lo más importante.

Sin embargo, tu relación *sexual* individual, lleva los temas de confianza e intimidad a un nivel diferente y tal vez más vulnerable. Como con casi todo en la vida, debes tener un interés personal en el disfrute de esta relación, y debes tomar la iniciativa en tu participación para ejercer cualquier poder personal o control sobre ella. No hablo solamente acerca de la agresión y rendición. Necesitas de toda tu habilidad para *bailar en la oscuridad* con una tonada que lo seduzca, así que adquiere conocimiento íntimo de tu propio cuerpo y el de tu compañero. Disponte a aprender técnicas sexuales nuevas, vencer tu timidez o miedo a ser vulnerable, y *permítete* confiar. La confianza, como seguramente ya descubriste, es un componente importante en el sexo satisfactorio.

Aunque te sientas renuente a hablar de tus zonas de placer; a señalar las partes de tu cuerpo donde se siente delicioso, a hablar de posiciones o a descubrir dónde está tu punto G, trata de vencer tu miedo, porque una gran parte de desarrollar confianza e intimidad con alguien más, es aprender a desmantelar algunas de las barreras que *te* impusiste. Descubrir lo que te hace sentir bien y conocer cómo darte a ti misma placer, te abre a nuevas experiencias. Aunque sé que mi marido prefiere estar presente cuando siento deseos sexuales, por ejemplo, el hecho que yo sepa satisfacerme a mí misma, lo excita. *Prueba* este ejercicio en casa, y luego comparte los resultados con tu amante.

Cuando te reafirmas sexualmente, descubres partes de tu personalidad que no sabías que existían. Y las sensaciones que despiertas, no sólo serán atractivas y seductoras para tu compañero, también serán empoderadoras. En una palabra, tus beneficios serán *orgásmicos*.

He aquí cómo hacer que suceda:

- **Escoge tener relaciones sexuales.** Hazlo una prioridad en tu relación.

- **Busca un método de control de natalidad que te funcione y practica sexo "seguro".** Esto significa que debes estar consciente y cuidarte de enfermedades transmitidas por contacto sexual.

- **¡Practica lo que te hace sentir bien!** Las investigaciones nos enseñan que las mujeres que se masturban y han *aprendido a manejar* sus propias excitaciones, están ansiosas de tener sexo más frecuentemente con sus compañeros.

- **Hablar acerca de lo que te da placer** y pregúntale a tu compañero dónde están sus zonas de placer. Las fantasías son increíbles ya que también tu mente es parte de tu experiencia sexual: una *gran* parte.

- **Sé honesta con tu experiencia.** No necesitas fingir un orgasmo. Compartir tus verdaderos sentimientos cimienta confianza e intimidad.

Hablando de *orgasmo,* la palabra se define como la cumbre de excitación sexual, caracterizada por sensaciones de placer centradas en los genitales. Apuesto a que tu descubrimiento del clímax es una de tus memorias más sobresalientes...;

y es un evento que estás recreando a menudo. ¡Bien hecho! Es decir, si es que *de veras lo has experimentado.*

Resulta que las encuestas nacionales sobre la conducta sexual adulta, afirman que setenta y cinco por ciento de los hombres informan haber tenido orgasmos siempre, mientras que sólo veintinueve por ciento de las mujeres dicen haberlos tenido. Como se menciona antes en este capítulo, los investigadores nos dicen que el sexo satisfactorio es un aditivo importante para nuestro bienestar general, y nuestra habilidad de disfrutar del placer en esta área es, obviamente, igual de importante para nosotros que para los hombres. ¿Tomaste nota? Repite conmigo: "Mi satisfacción sexual es tan importante como la de mi compañero. Está bien admitir que lo necesito y lo disfruto".

El sexo debería ser saludable y divertido, y contribuir a tu sensación general de bienestar, tu placer (o la falta de él), no recibe mucha propaganda social; los medios no hacen promoción a las formas en que las mujeres puedan llegar a *su* "cúspide". Mmm, me pregunto por qué. Hay numerosas drogas en el mercado que prometen mantener los penes duros; y comerciales de televisión y anuncios impresos han convertido al Viagra en una arma no-tan-secreta, pero que garantiza su desempeño.

Además, parece que si un hombre tiene disfunción eréctil, los doctores lo consideran una emergencia. Pero si *tú* no puedes llegar al clímax, ¿acaso te precipitas a la sala de emergencias? No lo creo. Esto parece deberse a que, a pesar de años de investigación del orgasmo femenino, incluyendo los famosos "Reportes Kinsey" de principios de los cincuenta, todavía persiste la confusión.

Tal vez la evolución y la Madre Naturaleza nos jugaron un truco injusto, en términos de la supervivencia de nuestra especie, ya que el orgasmo femenino no tiene un propósito versátil. No necesitamos tener un orgasmo para embarazarnos; y como muchas de nosotras informamos, el acto de penetración que generalmente se requiere para depositar semen en la zona procreadora de concepción, no es tan exitoso produciendo orgasmos, como los actos no procreadores de la masturbación y el sexo oral. ¡Imagínate!

El hecho es que el orgasmo femenino es complicado, misterioso, y no es una consecuencia garantizada del sexo. Sin embargo, cuando lo experimentamos, pensamos que hemos descubierto nirvana. Como al menos 29 porciento de ustedes saben, se siente *muuuuuuuuy* bien. A pesar de la confusión que hay acerca de ellos, los orgasmos definitivamente valen la pena, y te debes a ti misma descubrir el mejor método para lograrlos. Por cierto, el autodescubrimiento y la masturbación no son brebaje de brujas, es *tu* cuerpo, y tienes el derecho de saber cómo funciona... y también de disfrutar del proceso.

Amor e intimidad

La intimidad romántica, el más sagrado de los estados emocionales, es algo que la mayoría de nosotras deseamos y de hecho, necesitamos. La motivación para satisfacer nuestras necesidades es poderosa y aparentemente, sigue un orden específico. Así como hay un tiempo para todas las estaciones, el desarrollo de nuestra especie evoluciona de acuerdo a etapas establecidas.

El psicólogo Abraham Maslow nos proporcionó el concepto de "jerarquía de necesidades". Esta teoría postula que cuando se satisfacen nuestras necesidades fisiológicas y de seguridad, los seres humanos queremos atender nuestras necesidades sociales: ser amados y pertenecer. Es interesante ver que el sexo aparece como una necesidad primaria en la lista de Maslow, sin embargo, la *intimidad* sexual no aparece hasta el tercer lugar en la jerarquía, junto con la familia y la amistad.

He aquí un breve informe de la jerarquía que se mueve desde los más básicos requerimientos humanos hasta los más complejos:

1. **Necesidades fisiológicas:** respirar, comida, agua, sexo, sueño, homeostasis y excreción.

2. **Necesidades de seguridad:** seguridad del cuerpo, empleo, recursos, moralidad, la familia, salud y propiedad.

3. **Amor y necesidad de pertenecer:** amistad, familia e intimidad sexual.

4. **Necesidades de aprecio:** autovalor, confianza, realización, respeto a los demás y respeto *de* los demás.

5. **Necesidades de realización personal:** moralidad, creatividad, espontaneidad, resolución de problemas, falta de prejuicio y aceptación de hechos.

Estoy segura de que te gustaría pensar que el amor es lo más importante en tu vida. Sin embargo, como puedes notar en la jerarquía de Maslow, el sexo (el instinto primordial para aparearse, procrear, satisfacer ese deseo ardiente y lujurioso) viene en primer lugar en la lista de necesidades. Y aunque claramente es también muy importante, la intimidad sexual parece tener menos influencia. Es *tercera* en la lista, al menos en la evaluación del señor Maslow, y por lo tanto, será satisfecha sólo después que tus necesidades fisiológicas y de seguridad se hayan cumplido. ¿Estás de acuerdo con esta jerarquía? Algunas veces me lo cuestiono.

Cuando joven, se me prohibió actuar de acuerdo a mi impulso sexual; se me dijo que estaba mal sucumbir a esos deseos antes de que tuviera un anillo en mi dedo y se llevara a cabo una ceremonia religiosa. Yo sublimé el poder de mi impulso sexual transformándolo en un deseo de amor romántico. Mi amor, y necesidades de pertenecer, se convirtieron en mis deseos y sueños, pero estaban inseparablemente unidos a mis deseos sexuales. Aunque puede ser cierto que el sexo es una de las necesidades primarias que deben satisfacerse, antes de avanzar al siguiente nivel, en mi formación cultural se suponía que el amor, *o algo parecido,* debía venir primero.

Independientemente de impulsos, urgencias y jerarquías, pocos podrían argumentar el hecho de que el amor es una parte crucial de nuestras vidas, conectado como está a nuestro sentido de bienestar y valor. El amor mueve al mundo; algunos dicen que es lo que hace que la vida valga la pena vivirla. Muchos buscarán al amor en el sexo; pero, como sabrás, el sexo no te lleva automáticamente al amor, y el amor no te garantiza que vayas a tener un gran sexo. A pesar de los cuentos de hadas románticos de tu juventud, la mezcla de amor y sexo requiere compromiso, un tipo especial de química entre tú y tu compañero, y una habilidad para crear intimidad.

La química apropiada que combina el amor con la intimidad sexual es un brebaje embriagador del que estás sedienta. Tu farmacia personal de químicos del cerebro, entra en acción cuando te involucras en conductas íntimas: los estudios muestran que un abrazo de veinte segundos echa a andar el flujo de oxitocina. A menudo llamada la "hormona del amor" y el "químico de los cariñitos", la oxitocina (sí, la misma que se libera durante el orgasmo) es uno de los químicos que se siente bien, que te dice que te relajes, disfrutes, bajes tus defensas y confíes.

Cuando tienes una relación confiable, te sientes a salvo, calmada y notablemente libre. Cuando puedes ser honesta acerca de tus sentimientos, puedes experimentar una sensación de liberación, porque ahí, dentro de tus conexiones íntimas, sabes que puedes compartir tus más hondos y profundos pensamientos sin miedo a represalias. Definitivamente, vale la pena tener ese tipo de relaciones.

Creando un espacio seguro

La intimidad sexual, obviamente, requiere de mucha confianza ya que literalmente, desnudas tu cuerpo y a menudo tu alma a otro ser humano, sin defensas: todo está expuesto. Tal intimidad es una combinación de tu impulso animal y de la experiencia cerebral de unión que anhelas.

En otras palabras, las revelaciones íntimas no están limitadas a discutir sobre qué te excita. Lo que más se le acerca es llegar a la raíz de tus sentimientos y compartir lo que crees verdadero y valioso. Tus descubrimientos privados tratan con algunas verdades significativas y te proporcionan un foro para ventilar tus opiniones, juicios y quejas. En un espacio protegido que *tú* creas, puedes censurar severamente a otras personas o quejarte de tu jefe sin sentirte comprometida. También podrías:

- Estar dispuesta a descubrir tus secretos y desnudar tu alma.
- Confiar en tu compañero.
- Alentar la honestidad y curiosidad.

Los secretos vienen en todas las formas y tamaños, con complejidades diferentes y energía inherente. Algunos de tus secretos íntimos van a ser llamadas de auxilio (si te sientes triste, herida física o mentalmente, o asustada) y los demás, simplemente te ayudan a ventilar tu desilusión (como cuando en vez de ti, tu mejor amiga recibe la promoción y te sientes fracasada). Sin importar el contenido, las comunicaciones íntimas, confiadas y reveladoras con alguien que te importa, son extremadamente valiosas para ti.

Habiendo dicho esto, compartir tus secretos más profundos y oscuros no es fácil: se necesita valor y la promesa de confidencialidad. Aunque es posible enamorarse a primera vista, la verdadera intimidad se construye por etapas. Para mantener una conexión, deben ser capaces de confiar mutuamente. *Confianza* es la palabra apta: a menos que confíes que estás a salvo y segura, tus relaciones íntimas serán decepcionantes: tendrás miedo de que tus confesiones sean ridiculizadas, malentendidas o enjuiciadas.

Para construir con éxito relaciones íntimas, llenas de confianza, debes tomar en cuenta lo siguiente:

- Un entorno seguro para compartir, o sea, un puerto seguro.

- Una percepción de tus filtros mentales. Pon el freno y resiste la urgencia de criticar y editar la información que recibes.

- Habilidades efectivas de comunicación, incluyendo saber escuchar. Cuando escuchas atentamente e *incondicionalmente* a tu compañero sin interrumpir con sugerencias, soluciones o comentarios, abres la puerta a un espacio muy seguro.

- Aprecio positivo e incondicional.

- Honestidad.

- Fidelidad (¡obvio!).

- El permiso de tener opiniones diferentes.

- La habilidad de bajar o suspender tus defensas.

- Confianza.

- Empatía.

- Asertividad y el otro lado de la moneda: vulnerabilidad.

Lo creas o no, la confianza que necesitas para construir intimidad, puede forjarse mejor cuando te sientes bien *siendo tú*. La sabiduría de tus experiencias (el resultado de aprender de tus experiencias y adaptar esas lecciones a tu vida), es un elemento esencial para crear una persona más contenta, confiada y accesible. Tu poderoso y positivo sentido del ser, estará lo suficientemente seguro para permitir a otra persona tener acceso a tus lugares privados. Esta combinación de características en una relación de pareja es sublime, empoderadora, realza tu alma y contribuye a tu sentido de bienestar y valor.

Cómo atraer amor

Si todavía no encuentras tu amor, tal vez debas dejar de buscar *fuera* y debas empezar a buscar *dentro*. Estoy segura de que has oído este consejo muchas veces, pero si no estás prestando atención, te vas a quedar atorada, titubeando y repitiendo los errores del pasado indefinidamente. En este momento, piensa en tus circunstancias de vida. ¿Estás saboteando tus oportunidades de intimidad por sentimientos de culpa, sentirte inadecuada o de vergüenza? ¿Pretendes estar demasiado ocupada para dedicar tiempo y esfuerzo a construir una relación íntima y amorosa? ¿Te resistes a ser honesta, mostrar tu vulnerabilidad y buscar a alguien? ¿Tienes tanto miedo al fracaso que más que atraer a alguien a tu vida, tu actitud repele a un compañero potencial? ¿Te estás apegando a una imagen idealizada de lo que una persona debería hacer para amarte o ser amada por ti?

Tus propias expectativas distorsionadas de lo que una pareja perfecta debería ser, pueden estar construyendo paredes inconquistables a tu alrededor. La oportunidad de encontrar amor verdadero crece exponencialmente, si tomas la actitud correcta y esa actitud incluye *amarte a ti misma*. Trata de disfrutar cada parte de ti: tus atributos físicos, cualquiera que estos sean, tu mente y tus habilidades. Juega un rol, pretende que estás enamorada y abraza ese sentimiento. Resiste los pensamientos negativos de dudas de ti misma que surgen en tu cabeza, y llévate a cenar. Decide disfrutar *tu* vida y toma la decisión de seguir haciéndolo.

Enfócate en lo siguiente:

- Respeto a ti misma
- Expectativas realistas
- Apreciación personal positiva
- Autovalor
- Habilidad de adaptación
- Confianza en ti misma
- Autosuficiencia
- Poder personal

Cuando absorbes el hecho de que no puedes forzar al amor para que entre en tu vida, te das cuenta que no deberías angustiarte y empiezas a relajarte. Instantáneamente, te vuelves más atractiva y tu encanto se vuelve palpable. Hay una ley de la naturaleza que describe este fenómeno: la Ley de Atracción. Sobre esto se ha escrito y ha sido documentado casi desde principios del siglo pasado, y establece que pensar positivo tiene un fundamento psicológico. Basada en la realidad de que hay muchas formas de energía, y la energía no puede destruirse, la ley sugiere que esencialmente atraes a tu vida aquello en lo que pones tu atención, energía y enfoque, ya sea positivo o negativo.

La Ley de Atracción afirma que puedes proyectar vibraciones específicas intencionalmente, para prepararte para el amor y atraerlo finamente hacia ti. Así que trata de vibrar estas cuatro cosas:

1. Un aura de afecto
2. Optimismo

3. Apertura
4. Intención positiva

Cuando estos cuatro elementos coinciden, todo tipo de puertas se abren para ti, incluyendo la que tiene el amor del otro lado. La alquimia creada cuando vienes de un lugar positivo de amor a ti misma, es mucho mejor que cualquier final feliz de cuentos de hadas. Los milagros sí suceden, y si abres las puertas (y ventanas) correctas, entonces, como dice el dicho: el amor *encuentra* su camino.

Preparando el escenario para la longevidad

Agregar unas cuantas notas aquí acerca de lo que *no* debes hacer en una relación puede ser sabio. Un par de los grandes *no* son: sentirte superior y los celos, que son un anatema para satisfacer las relaciones. ¿Por qué? Porque una distribución no equitativa de poder puede disminuir tus intentos de intimidad. Los celos tienen que ver con posesión, territorio y avaricia, no con amor. Los celos no son solamente una expresión de falta de amor. Los celos no sólo son una expresión de enojo y desconfianza, sino que también reflejan una conducta depresiva y dañina que merma tu valor propio. No te metas ahí.

Enfrentémoslo: el amor no crece en un ambiente estrecho y contraído. Siempre habrá influencias externas y estimulaciones ajenas que pueden inspirar, deleitar y distraerlos a ti o a tu amante, y hacer que ambos miren en otra dirección. Las cadenas de celos no pueden aprisionar el corazón de tu compañero ni el tuyo. Aunque las cadenas (como posesión, control, enojo y abuso de poder), pueden confinar el cuerpo temporalmente, la mente no puede ser atada y puede volar dondequiera que lo desee.

Al final, habrá momentos en que tus amantes se irán y el amor no perdurará...; esa es la vida. Simplemente, no hay garantías de que las relaciones cercanas duren. Tu oportunidad de longevidad va a depender de tu habilidad para desactivar las luchas de poder y crecer en la misma dirección. Busca conectarte, pero mantén tu individualidad, y normaliza tu campo de juego manteniendo la armonía. Aunque no haya un balance perfecto en tu vida ocupada y complicada, siempre puedes encontrar maneras de que el poder cambie de manera imparcial y *armoniosa*.

Es también importante hacer un esfuerzo en tu relación y cuidarte de la complacencia. Cuando pienses que todas las puertas están abiertas, probablemente quieras dejar de abrir más puertas. Prepara el escenario para la longevidad y una fuerte unión, construyendo un fundamento sólido y trabajando para mantener vivo tu romance.

Ser romántico sugiere un idilio o la fantasía de lo inesperado. El placer del romance es disfrutar del descubrimiento, de la efervescencia de la curiosidad. Cada caricia es un avance, cada conversación es territorio virgen. Tienes que estar dispuesta a reinventar tu relación, conservando viva esa "chispa de un nuevo descubrimiento".

Naturalmente, el arrebol se irá de la rosa, pero de todos modos, no quieres descuidar tu jardín. Sigue expresando esa sensación centelleante de novedad a tu amante, y sorprendiéndolo cuando menos lo espere. Deja los artefactos ubicuos de comunicación en silencio (o apártalos totalmente), y enfócate en dedicar tiempo *el uno al otro*. Créeme, la ganancia de tu inversión vale la pena.

Las siguientes son formas maravillosas de mantener viva la chispa:

- Mira a tu pareja con ojos de interés.

- Dile las palabras *te amo* todos los días.

- Sé amable.

- Elógiense y anímense el uno al otro.

- Compartan sentimientos y fantasías.

- Estén dispuestos a ser vulnerables.

- Aprendan a aceptarse y a adaptarse.

- Sean abiertos y honestos.

- Confíen el uno en el otro.

- Construyan un sentido de ser, sólido y positivo, estando dispuestos a ser a veces desinteresados.

- Desarrollen habilidades de comunicación, incluyendo, en especial, escuchar activamente.

- Sean caritativos. Aprendan a dar.

- Tomen turnos. Compartan.

Y aunque a menudo los amantes se dicen "tú me complementas", la verdad es que necesitan estar completos por su propio derecho. Los dos abarcan una, entidad completamente nueva, una relación, y cada uno es *cien por cien* responsable del éxito de su "sistema de pareja". Su habilidad de compartir su ser multidimensional con otro ser humano es uno de los rasgos más fascinantes y orgánicos de una relación satisfactoria. Cuando tu sentido de autoestima es positivo y la luz de tu poder personal está encendida, continúas creciendo como persona al unísono de tu desarrollo como pareja.

Vale la pena dar amor *y* recibirlo. Es tan importante en tu vida que empleas una gran cantidad de tiempo pensando en él, deséandolo y, con suerte, viviendo en él. Así que trátalo como a tu jardín y nútrelo cada día.

El amor es juguetón, positivo y lleno de esperanza. El amor tiene sentido del humor. El amor crece en todas las formas: diferentes, imaginativas y creativas. Cada momento de energía y atención positiva que le dedicas, paga dividendos: el amor es la moneda con la que el mundo prospera. Realiza depósitos en tu cuenta de amor diariamente.

Tareas personales

- Aprende a comprometerte.

- Adquiere y construye tu habilidad de ser asertiva.

- Difiere sin transformarte en un demonio. Tanto tú como tu compañero son individuos, así que ambos tienen derecho a sus opiniones.

- Reconoce que muy a menudo cuando haces concesiones o compromisos no estás *derrumbándote,* estás *permaneciendo.*

- Piensa en la *compasión,* no en la *competencia.* Relájate. Cuando te hayas calmado, repasa asuntos candentes para que puedas reabrir la puerta de la razón.

- Resistan la urgencia de provocarse mutuamente (¡sabes lo que quiero decir!). Provocar a alguien es una actividad irritante donde nadie gana.

- Mantén tu individualidad; recuerda quién eres en tu interior, que de eso se enamoró tu compañero en un principio.

- Autoestima: constrúyela, siéntela, aliméntala.

- Deja que el amor crezca y protégelo, porque es precioso.

Sabiduría de tus semejantes

"Una mujer es valiosa cuando se define a ella misma y a su vida por sus valores, su moral y su devoción a la familia. Entonces, cuando se ve ella misma a través de los ojos del amado, ve a alguien que cree en sí misma".
— **Florence S.**, empresaria, Malasia

"Demasiado a menudo, los hombres en nuestra cultura crecen pensando en la mujer como alguien inferior. A ambos, hijas e hijos, se les debería enseñar la verdad: que las mujeres no sólo son una influencia educadora para los hombres, también son compañeras plenas e iguales en la vida; y que los hombres y mujeres juntos pueden crear un total que es más grande que la suma de sus partes. Los dones de las mujeres son diferentes que los de los hombres, pero no menos valiosos; y cualquier hombre que no entienda esto, arriesga perder mucho de lo mejor en la vida".
— **Carrie Kelley,** encargada de compras personales y especialista en regalos, Massachusetts

"He sido muy afortunada en mi vida por haber sido bendecida con inteligencia natural y una personalidad extrovertida, junto con padres que me criaron como igual a mis hermanos. Cuando pienso en el valor de una mujer, pienso globalmente en las situaciones deprimentes de las mujeres alrededor del mundo consideradas sin valor: el infanticidio femenino: MGM (mutilación genital de las mujeres), matanzas por 'honor' y todo lo demás".
— **Nancy C.,** consejera de calidad en el área farmacéutica, Vermont

"He vivido en una maravillosa vecindad durante tres años: tuve mi tercer y cuarto hijo cuando estuve ahí. Mi vida estaba llena de cambios; tenía cuatro chiquillos que dependían de mí y un marido que viajaba frecuentemente. Durante mi estancia

ahí, las mujeres de esa vecindad me servían.
Me traían almuerzos, ayudaban con mis hijos, hablaban
conmigo, me invitaban con mis hijos al parque y se reían
conmigo. Se entregaron a mí cuando no tenía nada que dar.
Por primera vez en mi vida, me sentí merecedora, me sentí
valiosa, sentí un amor incondicional. Cuando ellas me
servían, no tenían modo de saber que lo que me estaban
dando me duraría toda una vida.

"¿Cómo pudo su atención y gentileza sanar mis heridas?
¿Cómo pudo su servicio enseñarme que soy una persona
valiosa? Me sentí humilde y agradecida. Mis ojos se abrieron.
Yo no podía hacer nada a cambio por mis vecinas amigas,
pero a ellas no les importaba. Me amaban y se preocupaban
por mí, sin tomar en cuenta lo que recibían a cambio. ¡Qué
increíble lección aprendí acerca del valor! ¿Puedes imaginarte
lo que sería nuestro mundo si estuviéramos conscientes de las
necesidades de los demás? Si extendiéramos nuestras manos,
no cuando fuera conveniente para nosotros, sino cuando
fuera necesario. ¿Qué tal que consideráramos valiosa a toda
la gente? Vaya...¡viviríamos en el paraíso!"
— **Heather Richter,** madre y ayudante de esposo,
California

Preguntas de tu diario personal

- ¿Disfrutas del sexo?

- ¿Qué te gusta más de tu relación?

- ¿Qué pasos puedes tomar hoy para hacer
  tu vida de amor/sexo más agradable para
  ti y tu compañero?

- ¿Tienes una relación recíproca? ¿Sientes que se satisfacen tus necesidades de intimidad? Si no es así, ¿qué puedes hacer para cambiarlo?

Afirmaciones de automerecimiento

S.O.R.T.H.
Sabiduría
Sigo siendo "yo" en todas mis relaciones.

S.O.R.T.H.
Optimismo
Soy capaz de tener amor perdurable.

S.O.R.T.H.
Responsabilidad
Me conecto con Dios a mi manera especial.

S.O.R.T.H.
Tenacidad
¡Mantengo vivas mis pasiones!

S.O.R.T.H.
Honestidad
Llevo a mi ser a una aventura y reconozco que yo tengo importancia..., porque la tengo.

CAPÍTULO SIETE

Matrimonio: hacer que te funcione

"Mi consejo es que te cases. Si encuentras una buena esposa,
serás feliz; si no, te volverás filósofo".

— **Sócrates**

¿Te encuentras entre el 57 por ciento aproximado de mujeres estadounidenses que están actualmente casadas? Si es así, ¿cómo te funciona? Aparte del obvio anhelo de vivir en una casa con la persona que te atrae, ¿por qué decidiste casarte, (tomando en cuenta que la tasa de divorcios sigue variando entre cuarenta y cincuenta porciento?). ¿Cómo afecta el matrimonio a tu autoestima? ¿Eres igual que muchas de las mujeres que miden su sentido de valor y validez según el éxito de sus matrimonios?

Está claro que nuestras conexiones con la gente son importantes para nosotras; nuestros instintos tribales son fuertes, pero ¿necesitamos de un acuerdo legal y contractual para controlarnos? ¿Que acaso no podríamos simplemente "vivir juntos sin ataduras" si quisiéramos? De hecho, muchas de nosotras lo hacemos: en 2005, la Oficina de Censo de los Estados Unidos observó que una de cada diez parejas encuestadas no estaba casada.

Sucede que nuestras nociones preconcebidas, y nuestras expectativas acerca del matrimonio, son filtradas a través de cualquier moral cultural con la que hayamos crecido, y esos esquemas pueden ser una motivación muy fuerte para nuestras conductas. A grandes rasgos, el matrimonio se considera una institución, y como tal, frecuentemente se le considera como una etapa anticipada y reconocida de la vida. En una encuesta reciente de jóvenes mujeres universitarias, la mayoría *asumía* que se casaría y tendría hijos algún día, sin importar la carrera que siguieran.

La religión puede ser un motivador clave. No importando si eres religiosa o no, no se puede negar que la fe ha jugado una parte importante en las expectativas sociales acerca del matrimonio. De hecho, los comienzos de la unión matrimonial, entre un hombre y una mujer, pueden encontrarse en la Biblia. La curiosidad de Eva acerca del árbol del conocimiento, y su mordida subsecuente de la manzana prohibida, dio como resultado que Dios lanzara a Adán y a Eva fuera del Paraíso. Él condenó a los dos primeros humanos bíblicamente documentados a una vida de trabajo, labrando la tierra de la que fueron creados. Luego, Dios decretó que el deseo de Eva debería estar encauzado hacia su esposo Adán, quien iba a "mandar sobre" ella. El castigo de Eva fue aún más severo, ya que se le ordenó soportar la agonía de dar a luz.

Aunque las culturas han evolucionado con el tiempo, éstas continúan trasmitiendo señales y reclamos acerca del matrimonio que no necesariamente toman en cuenta los intereses de las mujeres. La virginidad femenina era (y continúa siendo) apreciada en muchas culturas, y ha sido asociada tradicionalmente con nuestro valor.

Echemos un vistazo al término *precio de una esposa...* Como ves, en el pasado, el valor de una mujer era calculado por los hombres, tanto de su familia como la del novio y una vez de acuerdo, ¡la suma era pagada al padre de la novia!

La virginidad de la novia era un elemento necesario, ya que sin ella se le podría considerar sin valor y no apta para el matrimonio.

La cuestión de la virginidad y la posesión del supuesto valor de una mujer, podía ser notoriamente perjudicial para ella en tiempos antiguos y en algunos casos, hasta el extremo de terminar en la muerte. Sin embargo, algunas de estas prácticas culturalmente complicadas y sangrientas, persisten en la actualidad en los así llamados crímenes de honor. Esta contradicción describe la horrible tortura y muerte infligidas a las mujeres que no permanecían castas, pues se consideraba que habían deshonrado a sus familias (especialmente a los hombres), por haber tenido relaciones sexuales antes de, o fuera del matrimonio, o por no ser modestas en su vestimenta o su conducta. Dichos asesinatos son un artefacto del pasado, pero resisten de alguna manera la presión global de terminarlos. Aunque están condenados universalmente, los asesinatos por honor todavía se llevan a cabo en algunos países... para su sumo *deshonor*.

Son realidades abrumadoras. Aunque se piensa que los humanos aparecieron en la escena hace más o menos unos 40,000 años, los conceptos básicos del matrimonio realmente no han cambiado mucho. Los estereotipos sobre lo que se supone que hombres y mujeres deben hacer en un matrimonio, así como quién se supone que debe estar "a cargo" de quién, nos han sido transmitidos por generaciones.

Arriesgando sonar muy poco romántica, el enlace conyugal parece haber evolucionado desde una necesidad social muy básica: sostener las unidades monógamas lo suficiente para procrear y nutrir a nuestros retoños, hasta que logren un estatus de supervivencia autosuficiente. Los lazos matrimoniales son la manera en que la sociedad se asegura que no nos despertemos en la mañana con un deseo de búsqueda; con una necesidad urgente de compañía de una pareja sexual o de padres potenciales para nuestros hijos.

El matrimonio siempre ha sido un aspecto de la estructura de la sociedad; pero tradicionalmente, también se ha ocupado del territorio, propiedad, dominio, honor masculino, y continuación del linaje de la familia del hombre.

Uno de los rituales, que es parte de muchas ceremonias de casamientos, es que el padre "entregue" la novia al novio. Otra costumbre que sugiere dominio y propiedad puede encontrarse en renunciar a tu apellido y asumir el apellido del esposo. Las mujeres en muchas culturas, incluyendo la mía, dejan el apellido de su propia familia cuando se casan para asumir otra identidad como, por ejemplo, la señora fulano: el nombre y apellido del esposo.

Como muchas de ustedes, yo seguí esta receta cultural. Notarán que el nombre que usé en la portada de este libro es Cheryl *Saban,* no Cheryl *Flor.* Pensé en el "asunto del nombre" cuando me casé, y escogí conscientemente usar el apellido de mi esposo del que estoy orgullosa. Sin embargo, también estoy consciente de que es un ejemplo de cómo algunos rituales culturales y costumbres están tan arraigados, que se sentiría poco natural, incómodo o aun desagradable cambiarlos o condenarlos.

Si te causa conflicto cambiar tu nombre, sé honesta con tus sentimientos y escoge lo que te haga sentir bien. No importa si usas un nuevo nombre, si te quedas con el tuyo o separas con un guión los dos, el mensaje esencial aquí es: mantén tu identidad y tu sentido de ser...; y, puedes hacer *eso,* sin importar el nombre que uses.

¿Tienes una unión saludable y armoniosa?

Si estás casada, pregúntate qué significa esta unión para ti. ¿Consideras que es tu piedra angular, el fundamento sobre el cual construyes tu vida? ¿Es el marco de todas las actividades en tu vida: una compañía, una empresa económica, una tienda sexual, la entrada a una tribu, un sistema de apoyo, una amistad y una crianza a dúo? Si es así, no estás sola. Para la mayoría de nosotras, el matrimonio es un compromiso serio en donde se mezclan dos grupos de reglas: las de la niñez, grupos familiares, opiniones varias, perspectivas únicas y diferentes mapas del comportamiento en una unidad nueva, funcional y a largo plazo.

Para los que se casan, hay motivaciones múltiples para dar el paso, incluyendo:

- Amor

- Seguridad financiera

- Hijos

- Sexo monógamo

- Creencias religiosas que prohíben el sexo hasta que la pareja esté casada (en otras palabras, para tener relaciones sexuales, debes casarte)

- Compañía por largo tiempo

- Obligación apreciada, o deber como mujer

Muchas mujeres aseguran que sienten un orgullo enorme, autoestima, valor y un sentido de ser valiosas en sus matrimonios exitosos. Eso tiene sentido, considerando que el matrimonio es realmente *bueno* para su salud. Los estudios sugieren que las mujeres casadas tienen un treinta porciento más de posibilidades de tener una salud excelente comparadas con las solteras; y es cinco veces menos probable que las casadas sean víctimas crímenes, que las solteras o divorciadas.

Ya que el matrimonio nos hace más saludables y felices a la tercera parte de nosotras, ¿la experiencia nos hace también más felices? Determinar cómo el matrimonio afecta *la calidad* de nuestra vida depende en parte de la época y la cultura en que nacimos, así como de las guías religiosas, moral y social de nuestros padres, tribu o comunidad en las cuales crecimos. Pero hay otro elemento que entra aquí en juego: nuestras intenciones personales.

El matrimonio, como cualquier otra sociedad, requiere que le dediques esfuerzo. Debes tener la capacidad de negociar para satisfacer tus necesidades, aprender cuándo hacer compromisos y reconocer cuándo mantenerte en tu posición. El matrimonio no siempre es fácil y tiene sus propios dolores de crecimiento. Tienes que aprender que los hechos dicen más que las palabras; si buscas felicidad perdurable, es necesario recorrer el camino. En otras palabras, actuar como adultos responsables que se quieren, se respetan y se admiran.

Crear un ambiente marital agradable requiere que busques *armonía*, no *hegemonía*... ¡qué concepto! La armonía puede parecer una búsqueda quijotesca en tu agitada vida; pero, sigue buscándola. Tu autoestima y sentido de valor son componentes importantes en cualquier relación exitosa, pero son especialmente vitales para tu matrimonio.

Habrá suficientes oportunidades para dar y recibir. Y aunque puedas tener que negociar un poco respecto a los roles que aceptas en tu unión, el desarrollo de una sociedad feliz depende menos de los roles que interpretas, que de tu voluntad o deseo de jugarlos.

He aquí algunas indicaciones útiles:

- Entiende los roles que interpretas en tu matrimonio.

- Debes estar dispuesta a aprender cómo conservar intacto tu matrimonio.

- Lucha por mantener la armonía; mantente a abierta a considerar diferentes perspectivas.

- Mantén tu individualidad, pero busca cercanía e intimidad.

Lidiando con el divorcio

Si el matrimonio realza tu sentido de valor, ¿terminarlo lo disminuye? Si alguna vez has pasado por un divorcio, probablemente contestes la pregunta anterior afirmativamente (al menos durante la secuela inicial), porque la experiencia puede ser infernal. Necesitarás de algunas habilidades de adaptación, una manera diferente de ver las reglas sociales, y que pase el tiempo, para poder vivir a través de los resultados adversos y tóxicos de un divorcio. Tu autoestima puede irse en picada. ¿Autoestima? Se puede sentir como si nunca la hubieras tenido. Aquellas de ustedes que han pasado por eso, saben que aún en su forma más benigna, el divorcio pone tu vida de cabeza, y en el peor de los casos, te sientes abandonada, marginada y sin valor.

Estoy en mi tercer matrimonio y llevo veintidós años felizmente casada, ha sido toda una bendición. Estoy tan alegre y contenta, de hecho, que puedo reflexionar en mis *otras* experiencias matrimoniales y compartir la verdad sin enfermarme. Sin embargo, los recuerdos perturbadores de mi pasado siguen tan claros como el agua.

Ya que todas hemos sido culturizadas para usar el matrimonio como medio para definirnos, cuando fracasa, podemos tomarlo como algo personal. Yo, ciertamente, lo hice. El divorcio no encajaba en mis esperanzas y sueños de una vida feliz: era visto como negativo por mi familia y mi religión, pues simbolizaba un fracaso. Ya era bastante malo que me hubiera divorciado de mi *primer* marido, así que cuando mi *segundo* matrimonio también terminó, quería esconderme debajo de una piedra. Indefensa, observé cómo cambiaba todo mi mundo, mis amigos, mi lugar, mis rituales y mis redes sociales..., todo. Era desalentador; pero *devastador* sería una mejor manera de describirlo. Y no sólo me sucedía a mí, la repercusión emocional de esta experiencia casi destruye emocionalmente a mis dos hijas en el primer matrimonio. Hoy en sus treinta, estas dos preciosas chicas todavía están lidiando con las heridas psíquicas que la experiencia de *mis* divorcios les provocó.

Ahora, tantos años más tarde, soy madre de cuatro (tuve dos hijos más con mi tercer marido), y me considero una mujer, tres veces casada y muy exitosa. Sin embargo, aunque creo que he enmendado mis errores y me he redimido, como quien dice, *todavía* desentierro culpas reprimidas y sentimientos de ser inadecuada en mis elecciones de vida.

Casarme tres veces, hace que algunas personas me vean como doble perdedora, y esto es un concepto negativo muy poderoso. Dicho cambio traumático puede hacer estragos en las emociones *y* salud de una persona, y he encontrado pruebas de primera mano: la tristeza, ansiedad y sentimientos de fracaso, casi me provocan un colapso emocional. Gracias a Dios, mi estrella de la suerte y, bueno, también mis propias acciones me fueron sacando del abismo.

Un corazón roto, sueños destrozados, y un sentimiento de haber perdido el tiempo, pueden ser un gran peso en tu mente y, consecuentemente, causar problemas en tu proceso de pensamientos elevados. Aún cuando dos personas escogen ser recíprocamente respetuosas y cordiales, el impacto en sus vidas puede ser similar a la muerte de un ser amado. El divorcio es, al menos temporalmente, una experiencia marginadora y traumática, así que lo mejor es evitarla. Sí, claro..., es fácil decirlo, pero difícil hacerlo.

Soltar el pasado y avanzar

Algunas veces desearía ver el futuro, pero es una de las habilidades que no he podido desarrollar. Sin embargo, mi visión del pasado sí *es* idónea: sé que aunque pagué un precio alto, aprendí algunas lecciones. Soy de la opinión de que todas nuestras experiencias son válidas y, finalmente, nos enseñan algo. Habiendo dicho esto, *es nuestra responsabilidad aprender de esas lecciones.*

Sé la directora y productora de tu vida, y diseña una existencia que te satisfaga. Aunque no puedas predecir el futuro, he aquí pasos que puedes tomar para inclinar a tu favor la balanza de la felicidad conyugal y éxito en la vida.

Por ejemplo:

- Establece un estilo de vida que promueva tu crecimiento; esto es: sigue aprendiendo.

- Comunica tus sentimientos.

- Busca compatibilidad entre creencias religiosas y estilos de educación.

- Haz que te crezcan raíces, así como alas, recuerda que el amor no es una posesión.

- Muestra compasión y consideración.

- Pon tu intención en abrir las puertas a nuevas experiencias.

- Mantén la libertad de construir tus fortalezas internas.

- Sé una visionaria que imagina que tu relación es fuerte y satisfactoria.

- Reconoce que las experiencias que puedes disfrutar, por las que trabajas, tienen un poder duradero.

- Construye tu vida sobre una base positiva de confianza.

- Esfuérzate por ser feliz.

La desagradable verdad es que, aún con la mejor de las intenciones, la gente (incluso tus seres amados), comete errores, así que aprende a perdonar. Si el problema no es tan grave como para divorciarte, lo que debes hacer es perdonar, olvidar y superarlo. Nadie quiere arrastrar un equipaje emocional como indignación, heridas y enojo. Se siente horrible; te produce estrés, canas, y líneas de expresión antes de tiempo; y nadie gana. Puede ser difícil imaginar sobreponerse a terribles heridas, y seguramente habrá tiempos cuando las heridas sean demasiado profundas para que un simple "lo siento", pueda sanar el dolor. Pero aferrarse a la amargura y al enojo es increíblemente dañino para ti.

En muchos casos, puedes cambiar tus sentimientos por el perdón, simplemente decidiendo que vas a hacerlo. Y recuerda, que perdonar a alguien no significa que estás decidiendo apoyar acciones que son inapropiadas y erradas. Perdonar se trata más de sanarte tanto *a ti misma* como sanar a la otra persona. Te permite continuar tu camino.

Perdonar, aceptar, reconocer y negociar son aspectos importantes de una relación a largo plazo; pero en una relación *íntima,* hay componentes adicionales. Uno de los más importantes es la pasión; cuando trabajas para mantenerla viva, tu matrimonio tiene una mayor oportunidad de longevidad.

Compórtense como amantes

La pasión no se refiere sólo a la excitación sexual, también se trata del celo y apasionamiento que tienes por algo, así como la devoción (o intención). Mantener viva tu pasión, primero que nada, requiere tener la *intención de hacerlo.*

Hay un viejo dicho que dice más o menos así: "si no lo usas, lo pierdes", y los estudios sugieren que hay algo de verdad en eso.

No permitas que la llama de tu pasión se apague; ya sea tu pasión sexual o una devoción intensa por tus pasatiempos, deportes o carrera. Pero, especialmente, presta atención a tu matrimonio, ya que *no* estás nada más probándote un vestido. Si amas a tu esposo y quieres que tu unión sobreviva, toma acciones preventivas. Prueba lo siguiente para avivar tus pasiones:

- **Mejora tus habilidades en la intimidad y dispónte a correr aventuras.** Hay libros con este fin: úsalos. Los psicólogos lo llaman "biblioterapia".

- **Ponte "sexy".** Cambia tu patrón y tus rutinas. Trata de colocarte una venda en los ojos, cerrar *o* abrir tus ojos, ponerte algo sexy o ¡quitarte todo!

- **Abrácense.** Un largo, cálido, sensual y sincero abrazo que te permita sentir el latido del corazón de tu compañero. Se necesitan sólo veinte segundos para que tu cerebro empiece a producir químicos que te hacen sentir bien, como la oxitocina, para ayudarte a estar en el humor adecuado.

- **Siéntete ruborizada, tímida y excitada de nuevo** usando juguetes sexuales, lociones, prendas y movimientos seductores. El sexo y el erotismo *no* son nada más para adolescentes retozones y candentes amantes juveniles.

- **Pretende que se acaban de conocer** o que es la primera vez que tienes una relación sexual y todo es nuevo. Luego, recuerda que *no* eres una novata; pon a toda marcha tu libido, usando las técnicas que ya sabes.

- **Ten la intención de involucrarte en nuevas actividades y pasatiempos de todo tipo.**

El matrimonio *puede* ser una sociedad gozosa y compasiva. Los que han triunfado como esposos, aprenden a dar espacio al crecimiento y cultivan la capacidad de dejar que las cosas fluyan. Aparte del compromiso obvio de amar y honrarse mutuamente, la mayoría de las parejas felizmente casadas son *amables* entre sí... He aquí algunos consejos que puedes usar para traer más dulzura y alegría a tu propia relación:

- Representa el papel del amor.
- Confía y sé confiable.
- Comparte tus creencias espirituales.
- Admírense mutuamente.
- Sé flexible y sensible.
- Cumple con tus compromisos.
- Sé consciente; sé responsable.
- Abandona las reglas rígidas.
- Tóquense emocional y físicamente.
- Sean a diario afectuosos con pequeños detalles.
- Usa palabras, acciones e intenciones positivas.
- Crea un ambiente agradable.
- Trátense amablemente.
- Aprende a perdonar.

¿Recuerdas el mensaje fundamental de los sesenta? Era: "Piensa positivamente". Aunque los pensamientos positivos solos pueden no cambiar una situación, la actitud positiva *puede* instarte a una acción similar. Para enmarcarlo en términos psicológicos, pensar positivo es la habilidad de enfrentar; es una forma de resistencia psicológica y una característica que podemos usar más, particularmente, en nuestros matrimonios. Piensa positivamente que vas a ser parte del cincuenta por ciento de matrimonios que triunfan, y que de veras amas al tuyo.

Tareas personales

- Persigue metas para tu matrimonio que sean armoniosas y alcanzables.

- Mantén independencia financiera.

- Continúa creciendo como persona; aprende, sé curiosa y construye músculos independientes. Recuerda que la dependencia excesiva en los demás puede deprimirte y ciertamente, no va a alentar tu satisfacción y realización; hazlo individualmente o dentro del contexto de tu matrimonio.

- Practica el perdón.

- Consérvate física y mentalmente en forma; cuida tu cuerpo y sigue abriendo tu mente.

- Diversifica tus actividades; como dice el dicho, en la variedad está el placer.

- Practica tu religión y reza; siete de cada diez estadounidenses informan que lo hacen a diario y eso les ayuda a construir emociones positivas.

- Practica el optimismo y disfruta las alegrías de la vida; los placeres que te ha costado obtener son los que más perduran.

Sabiduría de tus semejantes

"¿Qué hace a una mujer valiosa? Buenos valores, respeto hacia ella misma, amar a su familia, amar a sus amigos, servir a la comunidad y cuidarse mental y físicamente".
— **Vicky M. Taipei,** propietaria de restaurante, República Popular China

"Respecto a lo que hace a una mujer valiosa, no puedo hablar por otras mujeres, sólo por mí misma: para mí, el valor es la apreciación de los seres queridos, especialmente mi esposo".
— **Ulrike D. Frankfurt,** madre y ama de casa, Alemania

"En razón de mi profesión, y al activismo social y político que ha conformado una gran parte de mi vida, algunas veces me elogian. Supongo que en esos momentos, como la noche en

*que gané un Oscar, las personas ajenas a mi vida
habrían podido pensar que es cuando me he sentido
valiosa. Me siento honrada y agradecida por esos momentos;
pero los momentos que realmente me hacen sentir valiosa son
mucho más pequeños y probablemente, tengan más
en común con las mujeres alrededor del mundo
que con los momentos glamorosos.*

*"Me siento valiosa cuando alguno de mis hijos obtiene
una victoria. Me siento valiosa cuando alguien me dice,
(como pasa a menudo), que mis hijos son educados y muy
amables. Me siento valiosa cuando puedo hacer reír a
mandíbula batiente a mi madre de 84 años. Me siento valiosa
cuando enseño, la profesión que valoro tanto, en una clase
a estudiantes. Me siento valiosa cuando venzo mis miedos y
me paro en un escenario frente a una audiencia. Me siento
valiosa cada vez que llevo a cabo algo que pienso que no
puedo hacer, como cantar, pintar o ¡nadar en un equipo de
natación! Me siento valiosa de que soy capaz de enfrentar,
en la mayoría de las veces, mis errores, y hacer, de
enmendarlos, una parte de mi vida. Me siento valiosa
porque pude pedirle al mundo que me mandara mi
alma gemela y mis oraciones fueron contestadas
cuando encontré a mi esposo".*

— **Mary Steenburgen**, actriz, esposa y madre, Arkansas

*"Tengo suerte porque siento que me conozco y me respeto;
antes que nada, por el impulso y la motivación que me
impulsan hacia adelante. Soy muy curiosa, me gustan las
personas, y me siento a gusto en mi posición gerencial.*

*Estoy convencida de que la clave para dar forma a
mi persona, fue la excelente educación que recibí en casa
y la energía impartida por el cosmos. No hay duda que esta
energía se renueva y fortalece cuando, al final del día,
regreso a la calidez de mi nido, al apoyo de mi esposo
y al amor de mis hijos".*
— **Yona Bartal,** asistente del presidente
Shimon Peres, Israel

Preguntas de tu diario personal

- ¿Te sientes realizada en tu matrimonio?
- Si has pasado por un divorcio, ¿has recuperado plenamente tu sentido de autovalor?
- ¿Albergas sentimientos de fracaso en tu matrimonio?
- ¿Qué puedes hacer para recargar la pasión de tu relación?
- ¿Cómo puedes seguir creciendo como persona?

Afirmaciones de automerecimiento

S.O.R.T.H.
Sabiduría
Empiezo a expresar mi autovalor.
Sé que mi vida no es un ensayo general.

S.O.R.T.H.
Optimismo
Cultivo la felicidad en mí misma e inspiro a los demás.

S.O.R.T.H.
Responsibilidad
Me voy conociendo a mí misma y me aprecio.

S.O.R.T.H.
Tenacidad
Busco ayuda cuando la necesito.

S.O.R.T.H.
Honestidad
Evito pensamientos perjudiciales de enojo, u otros
pensamientos y conductas igualmente negativos.

CAPÍTULO OCHO

Maternidad: definir el rol de tu vida

"Las madres son más cariñosas con sus hijos que los padres, porque están más seguras de que son suyos".
— Aristóteles

Como niña de los años cincuenta, crecí con visiones de Betty Crocker, el icono de la "mujer perfecta" de entonces, dando vueltas en mi cabeza. En ese tiempo, muchas de nosotras estábamos expuestas habitualmente a ilustraciones de amas de casa bonitas en vestidos camiseros y delicados delantales de organdí, igual que Betty, que servía pasteles bellamente decorados y tortas mientras la rodeaban sus radiantes hijos. Como parte de nuestro proceso educativo, esas imágenes proyectaban el tipo de mujer que supuestamente deberíamos emular. Tal mujer (partidaria de todos los finos detalles de cocinar, limpiar, cuidar de la casa y criar a los niños), era un heraldo del estándar para jóvenes de mi cultura. Ella representaba lo que deberíamos tratar de alcanzar, cómo deberíamos lucir y cómo nos debíamos comportar para ser valiosas en la sociedad.

Cada mujer que recuerdo haber visto en los anuncios de las revistas (o en los pocos programas de televisión que podía ver en mis años de juventud) era madre. Aún hoy, el matrimonio y la maternidad proveen el sentido implícito dentro del cual se alienta a las niñas organizar su lugar en la vida. Para muchas mujeres, estos dos roles dominantes, no sólo proveen el significado subyacente de valor propio, también son su fundamento.

La básica conceptualización de ser madre, es un tema que abarca muchas culturas; un lenguaje común que las mujeres de cualquier lugar pueden hablar. Eso no quiere decir, sin embargo, que todas lo hablamos *con fluidez.* Contrario a los trillados estereotipos, nuestros roles domésticos no son necesariamente ordenados por la naturaleza humana, biología o psicología de hombres o mujeres; son el resultado de factores superpuestos, incluyendo circunstancias históricas, raza, religión, épocas y prácticas sociales. Y no se ha prescindido de esta conclusión: que *todas* las mujeres serán (o desean ser) madres, ni nadie asegura que una vez que seamos madres, seremos capaces de realizar un buen trabajo. Habiendo dicho esto, la maternidad sigue siendo un rol determinate que muchas deseamos.

Ser madre puede significar diferentes cosas para diferentes mujeres, incluyendo:

- La carga y el beneficio de responsabilidad adicional.
- El final de la inocencia.
- Independencia de la casa paterna.
- El comienzo de la edad adulta.
- El "deber" o destino de una mujer.
- Satisfacción: como cuando te sientes realizada como persona.
- Fe en la humanidad.
- El deseo de nutrir y amar.
- Legado: la continuación del linaje.
- Amor desinteresado, profundo y duradero.

El valor de una madre

¿Eres madre? Si es así, estás entre amigas: se estima que hay ochenta y dos millones de mamás sólo en los Estados Unidos. Si crees que tu relevancia como mujer está envuelta en tu habilidad como madre, si te da un sentido de autovalor y validez, acepta los más grandes honores. Toma responsabilidad del valor que agregas a las vidas de tus hijos porque, como dicen, los niños son nuestro futuro. Siempre recuerda que tu fortaleza, habilidad y contribución como madre/maestra/tutora de tu descendencia, son componentes necesarios y legítimos que determinarán la manera en que el futuro de la sociedad evolucione.

En otras palabras, toma tu poder en serio.

Convertirse en madre es una experiencia total del cuerpo que requiere de tremenda resistencia y coraje porque dar a luz no es ni fácil ni libre de dolor, no importa lo que los libros digan. Claro que las madres adoptivas no van a escaparse del desafío: ellas también pasan por dolores de parto emocionales. Sin embargo, aquellas de nosotras que hemos experimentado un nacimiento vaginal, conocemos demasiado bien el dolor asociado, sin importar el hecho de que las palabras más usadas por profesionales médicos occidentalizados para describir la labor de parto, incluyan: *incómodas, fuertes, contracciones* y cosas parecidas.

¡Tonterías! Una piedra en el zapato es incómoda; dar a luz es *duro,* y en muchos casos, *verdaderamente* doloroso. Por lo que pasan las mujeres para expulsar un bebé de ese santuario interno del útero, parece sobrehumano, incluso surrealista. Si alguna vez tienes la oportunidad de verlo en carne propia, te lo recomiendo ampliamente, porque nunca más le restarás valor a un parto. Créeme, cada vez que sucede es un milagro. Dar a luz sigue cobrando las vidas de 500,000 mujeres cada año.

Cuando te conviertes en madre, puede parecer enteramente natural definirte basada en tu estatus. Te pones toda clase de apodos: "mamá futbol", "mamá alfa", "mamá en casa", "mamá que trabaja", o aun "mamá con su nido vacío". El reto de la maternidad puede ponerte a prueba, más que otras funciones o roles que tomes, pero estoy segura que estarás de acuerdo con muchos padres que dicen que también el beneficio es mayor. Y una ventaja significativa es el sentido de capacidad y fortaleza interna, derivado de tener un impacto sustancial y positivo en la vida de otro ser humano. La maternidad es un trabajo permanente; un proyecto que tiene un principio, pero no un final claro. No importa qué estés haciendo, persiguiendo y logrando en tu vida, puedes estar segura que ser mamá será tu enfoque central. Los rituales, costumbres y reglas sociales que determinan cómo resultará tu propia experiencia, dependen de tu formación cultural y del ambiente en que vives.

Sin embargo, de varias formas, el proceso del parto y de convertirte en madre es el mismo para todas: generalmente requiere una vida de fortaleza, paciencia y compasión para que tenga éxito. ¿Afecta tu sentido de valor? Por supuesto que sí.

Te lleva una vida

¿Crees que la sociedad te trata con justicia porque eres madre, o algunas veces sientes que debes trabajar más duro, más tiempo y con menos compensación por los servicios que provees? Puede que nunca te hagas esas preguntas;

la mayoría de mujeres que respondieron a mi cuestionario acerca del valor, declararon que la maternidad era sin lugar a dudas, una de las áreas más importantes y satisfactorias de sus vidas. ¿A quién le importa tener que trabajar más duro y por más tiempo, y recibir poca o ninguna retroalimentación positiva? Muchas de las encuestadas declararon que son tan devotas a sus hijos que los protegerían con sus vidas si fuera necesario.

Algunas mujeres encuentran su fortaleza en ser madres, y comentan que las herramientas que necesitaron llegaron de forma natural. Estas herramientas incluyen:

- Paciencia

- Resistencia

- Destreza para realizar muchas tareas

- Coraje

- Generosidad

- Habilidad para lidiar con los miedos que surgen en las noches

- Fe

- Habilidad para trabajar veinticuatro horas al día los siete días de la semana, aun cuando no hayas dormido bien y necesites reposo

Para algunas mujeres estas herramientas *surgen* de forma natural, pero no es el caso siempre. Sólo hay que echar un vistazo a los estantes de cualquier librería y verás secciones enteras dedicadas a la maternidad, crianza, educación, etcétera; obviamente, todavía tenemos muchas preguntas. En un asunto que se supone es intuitivo y natural, parece que hay todavía mucha confusión.

El tema de la maternidad atrae mucho la atención de los medios de comunicación: escuchamos muchos comentarios en el programa de Oprah Winfrey, y lo vemos en revistas para mujeres. Las mujeres también participan en grupos para mamás con bebés, círculos para aprender a ser madres y comunidades de apoyo para discutir asuntos relacionados con la paternidad y encontrar mejores maneras de abordar el tema que cambia nuestras vidas: la crianza de un hijo.

Muchas mujeres saben este secreto: cuando se dedican por completo a alguien, ya sea un compañero, padre, amigo o hijo, se pueden perder en el camino. Puedes evitar este destino, desarrollándote al mismo tiempo que a tus pequeños. Tu habilidad y deseo de empezar nuevas actividades, y crecer como individuo, te ayudarán a controlar más fácilmente tus emociones, difíciles de manejar, cuando tus hijos se separen de ti. Sigue creciendo y redefine quién eres.

Busca también establecer una red de apoyo con otras mujeres en los grupos mencionados anteriormente o reuniendo un "grupo de amigas que comparta el mismo interés". Con más de 82 millones de madres solamente en los Estados Unidos, ¡seguramente podrás conectarte con unas cuantas de ellas! El apoyo es crucial cuando estás criando hijos..., de verdad..., te *lleva* una vida.

Aquí encontrarás consejos especialmente útiles para las madres:

- Mantén el contacto con otros miembros de la familia y amigos: especialmente con tus amigas.

- Mantén tu interés en el mundo que te rodea. Prueba algo nuevo.

- Toma unas vacaciones con tu esposo, amigos o ambos.

- Únete a un grupo o club que te permita participar en deportes o actividades fuera de tu casa, de preferencia al maravilloso aire libre. La naturaleza es la mejor medicina.

- Comunícate, comparte y ríete de tus experiencias con los demás. Aún llorar con otras mujeres puede suavizar tus nervios destrozados cuando pasas por las duras etapas de la maternidad.

- Mantén por buen camino tu relación principal, (la que tienes con tu esposo o compañero). No importa qué tan abrumador, consumidor y agotador pueda ser criar niños, debes conservar fuerte la conexión con tu pareja.

- Planifica un tiempo para salir con tu pareja en una cita amorosa.

- No pierdas tu sentido del humor.

Planificación familiar

La planificación familiar, se refiere tradicionalmente a métodos de control de nacimiento, pero es mucho más que eso. Es de crucial importancia *planificar* el bienestar de tu familia... especialmente, cuando te das cuenta que criar hijos requiere de dinero. Verdaderamente, ¿puedes mantener a otro ser humano? ¿Estás preparada para el nivel de atención que vas a necesitar brindar, la devoción desinteresada que se requiere?

En un plan familiar va a ser necesario hablar sobre la carrera de la madre, y si va regresar o no a trabajar después de tener hijos. La mayoría de las mujeres lo hacen. Los estudios nos demuestran que aproximadamente el 63 porciento de las madres estadounidenses regresan a su carrera fuera del hogar después de dar a luz. Pero, aunque la mayoría de las madres regresan al trabajo, la transición de madre-posparto a mujer-ejecutiva, puede ser difícil. Dejar tus recién nacidos al cuidado de otras personas puede desenterrar conflictos, resentimientos y emociones complicadas; sin embargo, una vez que pasan sus dudas iniciales, la mayoría de las mujeres están contentas con su decisión. Muchas mamás, de hecho, se sienten mejor regresando al trabajo, pues descubren que están obteniendo lo mejor de las dos situaciones. Los niños que son atendidos por personas compasivas a su cargo, y en entornos positivos, se desarrollan bien.

Aunque los estudios nos demuestran que las mamás no son tomadas en cuenta de una manera justa para las promociones a un alto nivel corporativo, somos un grupo resistente e ingenioso. Muchas de nosotras hemos descubierto otras opciones para realizar nuestras vocaciones y conseguir estabilidad financiera, vía negocios en la red y trabajos de medio tiempo, o programas de jornadas flexibles.

Si estás tratando de encontrar alternativas para la tradicional plataforma de trabajo de ocho horas de oficina, prueba lo siguiente:

- Acude a un consejero de laboral. Estos profesionales pueden brindarte ideas que nunca se te hubieran ocurrido.

- Si tienes un espíritu emprendedor, considera empezar un negocio en línea. Busca en eBay ejemplos de lo que otras mujeres han hecho.

- Habla con tu compañía acerca de la posibilidad de trabajar medio tiempo y tener horarios flexibles.

- Trabaja en casa. Con las tendencias actuales de la tecnología, tu habilidad de "mantenerte en el negocio" va a mejorar. Gracias a los celulares, computadoras portátiles e internet inalámbrico, ahora puedes conducir tus negocios desde cualquier parte del mundo.

- Busca ayuda de compañeros y mentores. Determina opciones que te permitan crecer profesionalmente, sin perjudicar tu habilidad de funcionar como mamá de tiempo completo.

Tradicionalmente, en el pasado, los deberes de las mujeres se centraban en la casa y en los niños. No eran pocas las tareas que se debían realizar para mantener encendido el fuego del hogar. Hoy en día, aunque la mayoría de las mujeres trabajan fuera de casa, todavía tienen la tendencia de hacerse cargo de las cosas, de asumir el rol de organizar de cuidado y bienestar de sus hijos. Típicamente, también se preocupan más que los hombres, por cómo se van a cubrir las necesidades de sus hijos. Un estudio reciente de parejas en Estados Unidos encontró que 63 por ciento de las mujeres se estresan por el dinero, comparado con el 51 por ciento de los hombres.

El sostén financiero y la seguridad son preocupaciones válidas, después de todo, la habilidad de mantener tu medio de vida y el de tus hijos es un componente crítico en una maternidad exitosa. Sin importar los ingresos de tu esposo, la maternidad requiere un *enorme* compromiso de tu parte. Así que, ¿puedes proveer económicamente a tu familia? Ya sea que ganes o no un salario, además de manejar tu hogar y los deberes maternales, debes tener conocimientos sobre el factor económico.

De nuevo, la planificación familiar nos es útil. Prueba lo siguiente:

Sé honesta respecto a tus finanzas. ¿Puedes darte el lujo de criar un hijo sola? Si no es así, tu esposo ¿gana lo suficiente para hacerlo? ¿Qué ajustes puedes hacer para estar segura de tener independencia financiera?

Busca consejo financiero (con o sin tu esposo), y luego haz un presupuesto que te proteja tanto a ti como a tus hijos. Si estás sola debido a un divorcio o muerte, debes saber cómo sobrevivir. *Haz un plan.*

Abre una cuenta de ahorro para la educación de tu hijo en cuanto nazca. Recuerda que a los hijos se les dificulta más dejar el nido en estos tiempos, y tú siempre serás mamá.

Piensa desde el comienzo en el costo de la educación superior de tus hijos, así como en la manera de guiarlos para que puedan ser independientes.

Haz un acuerdo para que recibas una cantidad de dinero, que sea *sólo tuya,* en especial si eres una mamá en casa y dependes de los ingresos de tu esposo para mantenerte. Llámalo tu salario y siéntete bien con eso, porque lo mereces. Asegúrate de ahorrar una porción en caso de adversidad.

No te estreses y consérvate saludable

Parte de ser una buena madre es hacerte cargo de tu propia salud. Espero que le estés prestando atención, ya que tu habilidad de funcionar a tu máxima capacidad, como madre, puede ponerse en peligro, si está en riesgo. Tus problemas de salud podrían poner en riesgo a tus hijos también.

Posiblemente, ya hayas descubierto que las mujeres son más susceptibles a tener desórdenes relacionados con el estrés. La depresión posparto (una forma de depresión que muchas mujeres enfrentan), por ejemplo, es una condición seria que requiere atención profesional de un experto. Aprende a reconocer los problemas emocionales, y desarrolla habilidades para enfrentarlos y mitigarlos. Cuando te des cuenta que tu energía se descarga, detente, siente y escúchate.

Tómate un momento para considerar estas preguntas:

¿Estás cansada, frustrada o malhumorada?

¿Estás enojada o triste? ¿Te desquitas con tu esposo o hijos?

¿Estás demasiado presionada? Comprende que demasiado estrés puede ocasionar síndrome de fatiga crónica, fibromialgia, dolor de espalda, dolores de cabeza, depresión, etcétera. Busca ayuda si crees que la maternidad te está estresando.

¿Te hace falta dormir más? A muchas madres les pasa, pero toma en cuenta que la falta de sueño puede ocasionar problemas más serios. Si no estás durmiendo (porque tus hijos no duermen), prueba lo siguiente:

- Deja la cafeína, el tabaco y el alcohol.

- No lleves trabajo a la cama.

- Varía tu agenda para que puedas tomar siestas.

- Medita.

- Cuando te vayas a la cama, practica visualizaciones calmantes y técnicas de relajación del cuerpo.

- Aprende nuevas formas para hacer frente a las cosas.

Entiende tus emociones, sus altas y bajas, junto con la manera de manejarlas. Sin las habilidades apropiadas para hacerles frente, tu cuerpo produce demasiada cortisona y adrenalina; químicos que pueden ocasionar estragos en tu equilibrio. Las emociones pueden perjudicarte y puedes contar con que trabajan tiempo extra cuando eres madre.

Estas habilidades para desestresarte, pueden ser de mucha ayuda para suavizar tus respuestas emocionales:

Respira, medita y tómate un descanso. Si te detienes, cuentas hasta diez o veinte (o el tiempo que te tome) y respiras profunda y lentamente, vas a sentir que tu cuerpo se calma. Es un hecho. Personalmente, yo he usado esta técnica en numerosas ocasiones.

Lee acerca de la crianza y educación de los hijos y prepárate. Evita que tus emociones se lleven tu calma o tu lógica, preparándote con anticipación. Habrá tiempos difíciles, pero recuerda que lo que *sí* sabes, intimida menos que lo que *no* sabes.

Conócete a ti misma. El autoconocimiento es la clave para entender que lo emocional es como un campo minado que debes evitar. Planifica estrategias, y pon tus barreras personales para protegerte y evitar perderte en ellas.

Haz ejercicio con frecuencia. Ya sé que piensas que no tienes tiempo, pero si no ejercitas tu cuerpo regularmente, tu salud se puede perjudicar. Claro, si usas todos tus recursos al tiempo, debes tomar precauciones para no agotarlos. Por lo menos, da un breve paseo: se requiere dar 10,000 pasos al día para que tu cuerpo funcione a niveles óptimos.

La buena nutrición es vital, así que lleva una dieta balanceada. (Obvio). Esto incluye consumir vegetales, granos enteros, fruta y proteína. Olvídate de la comida procesada, consume alimentos *reales*.

Tus hijos te necesitan vital y saludable, mental y físicamente, y *tú* también lo necesitas. Si estás luchando con problemas de salud (y eso incluye tanto físicos como mentales), no lo pospongas. Trátate como si fueras tan importante y valiosa como cualquier otro miembro en tu familia, y pide ayuda.

Un rol de por vida

¿Cuándo termina el trabajo de una madre? Nunca. Una vez madre, siempre madre. (Por supuesto, es lo mismo con los padres.) Entonces, ¿qué sucede cuando tus chicos crecen, se van y te dejan en la famosa etapa del nido vacío? ¿Cómo te afectará esta transición? Bueno, primero que nada, tendrás mucho más tiempo para ti. Habiendo dicho eso, tu mente probablemente pasará bastante tiempo obsesionándose y preocupándose por tus hijos adultos; así que es aconsejable prepararse para esta transición antes de que suceda. No quieres ser como algunas mujeres que se sienten totalmente perdidas y tristes cuando sus hijos crecen y se van de la casa. Cuando sus retoños dejan el nido familiar para empezar vidas propias, estas damas la pasan mal recogiendo los pedacitos regados de sus propias identidades. Han puesto sus necesidades a un lado por tanto tiempo, que se les olvidó quienes son verdaderamente.

En estos momentos, estoy pasando por la fase de "lanzamiento" de mi hija más pequeña, es el último pajarito que emprende el vuelo, y aunque sabía de antemano qué esperar (luego de la partida del nido de los previos tres hijos al convertirse en adultos), estaba muy triste y trataba al máximo de contener las lágrimas. La mayoría de las veces las derramaba en privado pero, sin embargo, pasé por el proceso de duelo de la pérdida de mi pequeña niña que acostumbraba a subirse a mi cama a medianoche y estaba siempre cerca para poder besarla y hacernos cariñitos. En fin, lo estoy superando. Y también ella. Crecer y vivir sola es parte del plan familiar, después de todo. Cuando mis chicos logran ser autosuficientes en el mundo, puedo sentir orgullo de haberlos ayudado a llegar. Pero cuando veo esta última hija transformarse en adulta, me siento especialmente agradecida de haber desarrollado otras cosas en las que ocupo mi tiempo, además de ser madre.

La maternidad es innegablemente el epítome de "la agonía y el éxtasis". Es un rol, en el que millones de nosotras luchamos, pasando por el infierno y aguas profundas, para desempeñarlo; un rol que una de cada diez mujeres encuentra difícil, si no imposible, de lograr. Si eres madre, felícitate con unas bien merecidas palmadas en la espalda, y reconoce el hecho de que has aceptado un cometido duro, pero altamente recompensado. La gratificación que recibes cuando tus hijos están felices y saludables es difícil de cuantificar, pero estoy segura que, como muchas otras mujeres, estarás de acuerdo que tal gratificación es el sello distintivo de tu valor personal.

Respétate a ti misma y a otras madres por el trabajo, enormemente importante, de criar a los futuros guardianes de nuestro planeta y, por favor, acepta los elogios de todos nosotros por tu invaluable participación en el círculo de la vida.

Tareas personales

- Aprecia tus habilidades como madre.

- Perdónate, aun las madres cometemos errores. Haz lo mejor que puedas con las opciones que se te presentan.

- Sé consciente que eres un modelo ejemplar: estás enseñando a tus hijos con tus acciones y conductas diariamente y ellos toman nota de todo.

- Siéntete complacida como persona. Maneja tus responsabilidades con dignidad.

- Acepta tu propio valor y enseña a tus hijos a respetar y a apreciar a mujeres *y* hombres por igual.

Sabiduría de tus semejantes

"Cuando me senté a escribir esto (de forma espontánea), pensé que sería fácil y fluido. De hecho, me hizo pensar y me trajo muchas memorias".

"Mi madre era fuerte y positiva y representaba un gran rol para asegurarse que sus hijas se sintieran valiosas. Mi pequeña ciudad, con sus excelentes escuelas, ayudaba". Donde me crié, como éramos pocos, todo el mundo contaba, eso de 'hombres en vez de mujeres' no existía. Todos eran necesarios, así que todo el mundo era valioso. Cuando vine por primera vez a la Costa Este, encontré una actitud muy diferente. Me impactaba y me hacía enojar. Sin embargo, me adapté; creo que muchos aquí estaban impactados conmigo porque no prestaba atención a dichas sandeces, sólo continuaba avanzando hacia mis metas.

"Aprendí que podía jugar una parte importante, presentando modelos ejemplares para mujeres jóvenes (y hombres) en mi trabajo como maestra. Una vez que me di cuenta que podía ser maestra, y buena, mi vida se estabilizó. Podía ser maestra en casa, para mi hija, y podía ser maestra en la escuela para mis estudiantes. Encontré una vida y una carrera que me brindaron retroalimentación positiva cada día de la semana, cada semana del año. Tengo tantos 'momentos' valiosos como resultado... tantos, tantos; observando a mi hija... observando a mi nieta, seguras, con un fuerte sentido de valor propio..., observando a mis estudiantes haciendo sus tareas y viendo a mis alumnos triunfando en sus vidas y su trabajo. Podría escribir un millón de ejemplos.

"Mientas escribo estas palabras, pienso en los maestros que tuve de niña; también pensé en mis padres, seres maravillosos, generosos, amables e inteligentes. Pienso que ese valor, para un hombre o una mujer, tiene que originarse de las metas como padres, como maestros y como comunidad. Si todo eso tiene lugar en la niñez, las cosas

funcionan. Inevitablemente, tanto, hombres como mujeres enfrentan errores, retos, decepciones abrumadoras y algunos fracasos. Pero si hay fundamento, tendrá un final feliz... o por lo menos, un final aceptable".
"Gracias por la oportunidad de pensar al respecto.
Valió la pena".
— **Jeanine Basinger,** educadora, Connecticut

"Observar a mi marido adoptar su paternidad me habla del valor, mérito y poder de ser mujer. ¡Qué maravilloso don!: presenciar a tu mejor amigo o amante ofreciendo cariño a estos pequeños espíritus creados por tu amor y compartir las responsabilidades de ser padres. Se dice que 'detrás de todo buen hombre hay una gran mujer'. ¿No es cierto también lo contrario? Y qué bendición para una mujer saber que puede permanecer sola, pero que no tiene que hacerlo. Encuentro que el valor se mide por la calidad de nuestras relaciones".
— **Doctora Alison Armstrong-Conner,**
psicóloga infantil, Ohio

"Mi mamá personificaba la 'gracia'. Era amorosa y feliz, y me brindó una guía enorme. Sin embargo, ella vivía en una época y lugar que no la motivaba para tomar su poder personal. Desde el principio básico que me proporcionó, he podido reclamar y reconocer mi propio valor y poder. Ha sido (y continúa siendo) una jornada de altibajos, éxitos y decepciones extremas. Pero cuando pierdo mi centro, o me

*noquean, trabajo duro para volverme a parar y
encontrar mi balance, mi poder, mi valor".*
— **Tricia Dressler,** productora de televisión, Georgia

*"Recientemente, surgió una situación difícil en mi vida. Pero
descubrí que en vez de ahogarme en mi enojo o negativismo,
fui capaz de encontrar un verdadero lugar de paz y felicidad
que no dependía de nadie más, ni siquiera de mis hijos. Fue
un regalo increíble que recibí en mi vida, y diariamente me
siento agradecida por todo lo que tengo. Pienso que sólo
una mujer puede ver su interior y trabajar de veras, tan duro
como sea necesario, para cambiarse a sí misma, y volverse
una persona positiva, especialmente, cuando uno siente
tanto negativismo. Es una prueba maravillosa y, como mujer,
me fue posible colocarme a la altura de las circunstancias,
y en consecuencia, volverme más fuerte, más sabia y más
poderosa. Y más importante aún, siento que tengo tanto
más para dar porque no soy egocéntrica. Esta experiencia
me ha permitido tener más autoestima".*
— **Evelyn H.,** madre, hija y hermana,
República de Panamá

Preguntas de tu diario personal

*   ¿Ser madre aumenta tu sentido de valor propio?
    ¿Te sientes realizada en tu rol como mamá?

*   ¿Tus habilidades maternales se desarrollaron
    naturalmente? ¿Qué harías de una manera
    diferente?

- ¿Tu esposo o compañero tiene un rol activo en la educación de tus hijos? Si no es así, ¿por qué?

- ¿Estás preparada para permitir a tus hijos que sean diferentes a ti? ¿Qué puedes hacer para estar lista para esa transición?

Afirmaciones de automerecimiento

S.O.R.T.H.
Sabiduría
Confío en mis instintos. Soy una madre maravillosa.

S.O.R.T.H.
Optimismo
Veo la belleza de la vida y comparto esta visión con mis pequeños.

S.O.R.T.H.
Responsabilidad
Soy la maestra más importante que tienen mis hijos, por lo tanto, sigo aprendiendo del mundo que me rodea.

S.O.R.T.H.
Tenacidad
Estoy dejando el mundo como un lugar mejor para mis hijos.

W.O.R.T.H.
Honestidad
Comparto mi verdad, y ayudo a mis hijos a descubrir la suya.

CAPÍTULO NUEVE

Finanzas y libertad: trabajar para tu independencia

"Las mujeres fingen orgasmos y los hombres fingen sus ingresos económicos".

— **Suze Orman,** consultora financiera

¿Usas tu carrera, tu trabajo, o la labor que realizas, como herramientas para evaluar tu valor? Seguramente, te educaron para comparar tu valor únicamente con el dinero debido a las referencias a tu "valor neto" y cosas parecidas, lo cual es un error... Es posible que esto te haya llevado a hacer suposiciones acerca de ti, basada en lo que *tienes* más que en lo que *eres.* No te confundas: el eje de tu valor eres tú misma. Sin embargo, la *expresión* de tu valor se afecta si no tienes control sobre lo que tienes.

Estoy segura que ya descubriste que tus experiencias personales, en tu ambiente individual, proporcionan mucha información respecto a tu conducta, y esto incluye las decisiones relacionadas con tu trayectoria profesional. La manera en que manejas tus finanzas se determina, al menos en parte, por lo que te enseñaron y lo que recibiste de tu entorno.

Pregúntate:

- ¿Tu madre se quedaba en el hogar o también trabajaba fuera?

- ¿Piensas que los hombres y las mujeres deben compartir los deberes de la casa equitativamente?

- Cuando estuviste en la escuela, ¿tu profesor acostumbraba a hacer las preguntas de matemática a los niños?

- ¿Te motivaron a estudiar medicina, ciencia o ingeniería?

- ¿Creciste pensando en estudiar una carrera, además de tener una familia, o te educaron para que pensaras que ambas eran mutuamente excluyentes?

- ¿Te enseñaron a manejar tus finanzas o eran controladas por alguien más?

- ¿Cuando eras joven, aprendiste sobre cuentas de ahorro, planes de retiro y opciones de seguros? ¿Asumiste que alguien más manejaría esos aspectos de tu vida?

El trabajo de una mujer

Debes saber que las mujeres de hoy, no importa los mensajes que recibiste de niña, no sólo quieren hornear el pastel proverbial, también se quieren comer una buena rebanada. Aunque ahora más que nunca, estamos haciendo mayores contribuciones a la fuerza de trabajo, el viejo dicho permanece: "Los hombres pueden trabajar de sol a sol, pero el trabajo de una mujer nunca termina". La realidad interminable de que las mujeres que trabajan veinticuatro horas al día, siete días a la semana, es particularmente aparente para las mamás que trabajan fuera del hogar.

La cuestión no es respecto al hecho de que la mayoría de las mujeres trabajen horas interminables, pues en general, estamos dispuestas a trabajar largas horas cuando queremos lograr algo, y esto también aplica a los hombres. El problema es que a los hombres se les *compensa* por las largas horas de trabajo; sin embargo, las contribuciones que hacen las mujeres tras bastidores, como cuidar de la casa, preparar las comidas y cuidar de los niños, se hacen sin rembolso monetario.

¿Cómo consideras el valor de estos dones en tu patrimonio neto? ¿Piensas que se te debería pagar por administrar tu casa, o es suficiente el respeto y la apreciación de tu familia? ¿Acaso tú y tu esposo o pareja le dan el valor apropiado a tus contribuciones? Recuerda que un cálculo sugiere que pagando a $22 dólares la hora, las mamás que se quedan en casa y trabajan aproximadamente 91 horas por semana, podrían ganar más de $130,000 dólares al año si les pagara por su trabajo ¿Estás recibiendo tu cheque por correo? No lo creo.

La sociedad no puede costearnos..., literalmente. Si las amas de casa entraran en huelga, la sociedad no podría funcionar de la misma manera.

¿Cómo podemos ganarnos el respeto y la recompensa que nos merecemos por nuestras contribuciones? Es una buena pregunta, y la respuesta es: todavía estamos tratando de resolverlo. En muchos países, las mujeres pueden votar, participar en carreras de automóviles, asumir el poder como cabezas de estado y volar en el espacio exterior; sin embargo, a pesar de los esfuerzos monumentales que hemos logrado, estamos muy lejos de igualar las discrepancias. Aquí en los Estados Unidos, las mujeres conformamos casi la mitad de la fuerza de trabajo, no obstante, *no* reclamamos la mitad de la riqueza: seguimos luchando por igualdad financiera y compensación por el trabajo proporcionado. Estudios recientes nos demuestran que las mujeres estadounidenses, con grados universitarios, siguen ganando sólo 73 centavos por cada dólar que ganan los hombres con educación similar. Con esa diferencia, una mujer de 25 años, con educación universitaria, podría perder $523,000 dólares en ingresos potenciales durante su vida.

Alrededor del globo, a las mujeres se les paga aproximadamente 30 a 40 porciento menos que a los hombres con los mismos trabajos; las restricciones en culturas anticuadas en algunos países también someten a muchas mujeres a una existencia difícil, si no insostenible, en la cual no se les permite trabajar fuera del hogar, conducir, viajar libremente o ir a la escuela. En naciones en desarrollo, donde el control está aún más concentrado en la zona masculina, la patente estratificación de las mujeres persiste; no hace falta decirlo: los sistemas culturales conflictivos son fuertes.

La conclusión es: las mujeres realizan el **66** porciento del trabajo mundial, sin embargo, sólo poseen el uno porciento de la tierra en el mundo y sólo reciben, irónicamente, once por ciento de los ingresos, por todo el trabajo realizado. Como informó una conferencia de la Casa Blanca, hablando sobre la vejez, 30 millones de mujeres estadounidenses "nacidas durante la posguerra", no podrán darse el lujo de retirarse. Esta es una estadística que deberíamos tomar muy en serio. Recuerda que el reconocimiento de la trascendencia de tus contribuciones, y la validez de tu participación en la estabilidad global y económica de tu vida, es un factor importante en el desarrollo de tu autoestima.

Rompiendo el techo de cristal

Afortunadamente *estamos* logrando progresos. Las mujeres están obteniendo ganancias sustanciales en el área profesional, de hecho, los negocios de propiedad de mujeres están creciendo *al doble* de la tasa de todas las empresas en los Estados Unidos. Estamos penetrando a través del llamado techo de cristal en todas las áreas. Por ejemplo:

- Hay 9.1 millones de negocios de propiedad de mujeres en los Estados Unidos, y el 26 porciento de estos tienen un sitio en Internet.

- Las mujeres constituyen el 23 por ciento de los directores generales en los Estados Unidos.

- Las mujeres están influenciando el diseño del hogar: contratistas, arquitectos y diseñadores, están prestando atención a lo que queremos, porque gastamos más que los hombres en tecnología, productos y electrodomésticos.

- A las mujeres nos interesa lo que puede hacer más eficiente un hogar, por eso estamos empezando a exigir nuestra participación en las decisiones que se toman en esa área.

- En 2004 las mujeres compraron el 47 por ciento de todo el suministro de pinturas y la mitad de todas las tinas de baño.

- Las mujeres gastaron de $55 a $41 mil millones más que los hombres en Best Buy, (tienda de productos electrónicos).

- Ya sea que estén o no a cargo de la chequera, las mujeres tienen influencia sobre el 90 por ciento de todas las compras realizadas por la familia.

Las mujeres hacemos algo más que influenciar los gastos cotidianos e impactar el diseño de celulares, cámaras y servicios de audio y video en casa, pues también nos hemos hecho cargo de las "vacaciones familiares". Tomamos el 70 por ciento de las decisiones de viajes en nuestras familias; esto sugiere la necesidad de un modelo de empresa totalmente nuevo en la industria del turismo. Esta tendencia ciertamente, no ha pasado desapercibida, ya que más compañías en los Estados Unidos y otros países, se están dando cuenta que pasar por alto a las mujeres, pone el riesgo sus ingresos.

Basados en el mensaje alto y claro de ingresos y gastos que estamos enviando, las compañías se están enfocando en el mercado consumidor creciente centrado en la mujer que tiene, más que nunca, una mayor fuerza financiera e independencia de compra. Muy bien, dejémonos cortejar. Aquí estamos, somos fuertes y tenemos poder de compra. De hecho, si seguimos con nuestra trayectoria actual, estaremos ganando más dinero que los hombres para el año 2028. ¡Esa es una predicción que vale la pena tomar en cuenta! Habremos logrado lo inimaginable y una rebanada sustancial del gran pastel.

No hay duda que las mujeres *deberíamos* estar en la fuerza de trabajo, y expresar más de un punto de vista sobre nuestros recursos. Cuando lo hacemos, la sociedad se beneficia, como lo comprobó el doctor Muhammad Yunus de Bangladesh, ganador del Premio Nobel. El doctor Yunus es fundador del Grameen Bank, y descubrió que ofrecer microcréditos a mujeres pobres podía cambiar y mejorar comunidades *enteras*. A través de sus esfuerzos por ayudar a millones a salir del yugo de la pobreza, el doctor Yunus se dio cuenta, en carne propia, que brindarle oportunidades a las mujeres era una excelente opción.

Cuando lo entrevisté para este libro comentó: "Vimos que el dinero que se entregaba a las mujeres obtenía mucho más beneficio a la familia, que el dinero que se le entregaba a los hombres. Así que cambiamos nuestra política y le dimos mayor prioridad a las mujeres". Como resultado, 96 por ciento de cuatro millones de solicitantes de préstamos en Grameen Bank son mujeres.

Aunque, ciertamente, todavía no hemos llegado a un nivel de ingresos equitativo, algunas profesiones *han* logrado paridad en la escala de pagos con los hombres y hasta han inclinado la balanza a nuestro favor. ¡Qué concepto!

Warren Farrell, autor de *Why Men Earn More: The Startling Truth Behind the Pay Gap—and What Women Can Do About It,* (*¿Por qué los hombres ganan más?: La alarmante verdad detrás de la brecha salarial, y ¿qué pueden las mujeres hacer respecto a eso?*) identificó en 2007, más de 80 ocupaciones en las que se paga más a las mujeres que a los hombres. Incluyo ejemplos de esa lista aquí:

ÁREA	MUJERES	HOMBRES
Ingenieras de venta	$89,908	$62,660
Estadistas	$49,140	$36,296
Legisladoras	$43,316	$32,658
Patólogas del habla	$45,136	$35,048
Operadoras de proyectores de cine	$35,412	$27,924
Fabricantes de herramientas y troqueles	$46,228	$40,144
Ingenieras aeronáuticas y astronáuticas	$78,416	$70,356
Terapeutas de radiación	$59,124	$53,300
Asistentes de recursos humanos	$30,420	$28,028
Especialistas en agricultura y alimentos	$41,704	$39,156
Gerentes de publicidad y promociones	$42,068	$40,144

La importancia de la libertad financiera

Es un hecho que el control de nuestras finanzas (la habilidad y los medios para sustentarnos y manejar nuestro dinero), es un paso crucial para establecer un balance equitativo en la sociedad, así como para lograr mejores resultados para nosotras mismas. Sin embargo, los estudios demuestran que a muchas de nosotras nos intimidan las finanzas y nos resistimos a poner en orden nuestros asuntos financieros.

Si luchamos con este problema, debemos tomar los pasos apropiados ahora, porque la situación puede deteriorarse al envejecer. Uno de los más grandes errores que podemos hacer es permanecer ignorantes con relación al dinero. Eso se debe a que:

- Alrededor de 80 a 90 por ciento de las mujeres de hoy, será responsable de sus propias finanzas en algún punto de su vida.

- Las mujeres, usualmente, viven más que los hombres.

- La mujer común de mediana edad, que ha pasado por un divorcio, permanecerá soltera y tendrá ganancias promedio de menos de $12,000 dólares anuales.

- Las necesidades del cuidado de la salud son mayores en las mujeres que en los hombres, por eso es importante planificar cómo se van a costear.

Puede ser útil pensar en nuestro estatus financiero, más en términos de la *independencia* que proporciona. Un hombre *no* es ciertamente una alternativa, ya que la dependencia genera vulnerabilidad. Así que, basado en muchos indicadores, incluyendo el hecho de que puedes sobrevivir al hombre en tu vida, es vital para ti estar consciente financieramente; y aún más importante, que seas financieramente independiente. No puedo enfatizar esto lo suficiente: *tu necesidad de libertad financiera y conocimiento laboral es especialmente vital a medida que envejeces.*

Considera lo siguiente:

- Las mujeres migran dentro y fuera del mercado de trabajo, para cuidar hijos y padres ancianos. En promedio, esto significa que el 15 por ciento de tu carrera la vas a pasar fuera de la fuerza de trabajo.

- Por cada año fuera de fuerza de trabajo, deberás trabajar *cinco* años para recuperar los ingresos, posibilidades de promoción y pensión que perdiste.

- Dos tercios de 7.2 millones de mujeres mayores de edad en Estados Unidos, que viven solas, tienen ingresos menores a $15,000 dólares anuales.

- El Seguro Social es *la única fuente de ingresos* para más del 25 porciento de mujeres mayores de edad.

- El cincuenta por ciento de las mujeres que trabajan, tienen empleos mal remunerados sin pensiones.

- Las mujeres pensionadas reciben, típicamente, cerca de la mitad de los beneficios de pensión que los hombres pensionados.

- Las mujeres mayores de **65** años de edad, tienen el doble de posibilidades que los hombres de vivir en la pobreza.

Hablando de pobreza, si no estuviera en posibilidades de ayudar financieramente a mis padres, habría una buena probabilidad de que ellos estuvieran en esa situación. Y eso, a pesar de que mi papá trabajó para la compañía de teléfonos la mayor parte de su vida activa, fue siempre frugal, tiene pensión y recibe prestaciones del Seguro Social. Mi mamá también trabajó brevemente (primero como remachadora durante la guerra, y después en una pequeña tienda de botones en San Diego), pero una vez que quedó encinta de mi hermano, mi papá asumió la carga financiera. Mis padres fueron relativamente saludables durante sus años mozos, y ahora experimentan complicaciones de salud..., pero ambos están en sus ochenta, así que supongo que eso viene con la edad.

Gracias a Dios, se tienen mutuamente, y eso es una bendición que toda nuestra familia aprecia. Pero entre los gastos del cuidado de la salud, del gas y el incremento general en el costo de *todo,* mis padres hace mucho que habrían agotado sus ahorros, si hubieran tenido que valérselas por sí solos. (Este escenario se vuelve catastrófico cuando lo aplicamos a una mujer de ochenta y tantos, sola, sin familia que pueda ayudarla, y con pocos o ningún recurso propio).

Que nos sirva de lección y advertencia, para aprender y tomarlo en cuenta. Espero que veas, que a fin de estar en una mejor posición para una vejez feliz, debes mantener un poco de control personal sobre tu dinero y recursos tan pronto te sea posible.

Construyendo para el futuro

Una discusión sobre finanzas en un libro que celebra el valor de una mujer, puede parecer que pone demasiado énfasis en la solvencia financiera y podría hacer que defiendas la ecuación dinero igual a valor. Espero, sinceramente, que no llegues a esta conclusión, porque no es ese mi interés. El dinero no compra tu valor, de la misma manera que no puede comprar tu amor. Sin embargo, sería sabio de tu parte reconocer que una cuenta de banco personal (*tu* dinero en el banco), te da opciones que no tendrías sin ella, como libertad, autonomía y poder personal.

En un tiempo crítico de mi vida, cuando era madre soltera, empleada sin plan de retiro, sin ahorros sustanciales y opciones financieras limitadas, mi padre me dio un consejo sabio: me señaló con astucia que no podía contar con la pensión de un hombre para sostenerme cuando llegara a la edad de retirarme. Él basaba su información en el hecho que yo me había divorciado dos veces y había pocas posibilidades de otros prospectos. Atinadamente, me aseguró que debía prepararme para mi retiro *sin importar si iba a tener o no un hombre en mi vida.*

La observación de mi papá fue oportuna. Estaba en mis treinta y todavía no había diseñado ni siquiera contemplado un plan financiero a largo plazo. Afortunadamente, me explicó el concepto de cuenta personal de jubilación, (IRA por sus siglas en inglés) y me regaló $50 dólares para ayudarme a abrir una cuenta. A partir de entonces, deposité $25 dólares a la semana directamente a mi cuenta IRA. Aunque no parezca mucho, el hecho de estar construyendo mi propio ahorro de retiro, me hizo sentir que estaba en la cima del mundo.

Tener tus ahorros personales, cuentas de cheques y de retiro, te permite tomar decisiones, puedes tomar iniciativa respecto al curso que toma tu vida, sin tener que pedir permiso. Te permite, no *sólo* sentir tu valor, sino también *expresarlo* de una manera que la sociedad entiende. De muchas maneras, tu divisa financiera te ayuda a establecer tu divisa social. Siendo ese el caso, lo siguiente te puede ayudar a tener mayor responsabilidad de tu divisa financiera.

- Protégete manteniendo una habilidad remunerable. Continúa estudiando, aun cuando debas salirte del mercado de trabajo periódicamente para tener hijos o atender otras responsabilidades de familia. Debes poder regresar cuando estés lista.

- Asesórate con un consejero financiero.

- Cumple con lo básico de la planificación financiera, gasta poco, ahorra e invierte más y sigue un plan.

- Si estás casada, guarda una copia actualizada de tus documentos financieros y entérate cuáles son tus pasivos. Si tu esposo o compañero se declara en bancarrota, podría ser que tú también tuvieras que declararte en bancarrota. ¿Y entonces, qué?

- Asegúrate de tener una cobertura de seguro adecuada.

- Ayúdate asumiendo algunas responsabilidades para tu propio futuro. Abre una cuenta de retiro, tal como un plan de retiro, (401(k) en los Estados

Unidos) o una cuenta personal de jubilación, (IRA por sus siglas en inglés), e invierte en ella todo lo que puedas.

Acepta la responsabilidad

Aceptar tus propias finanzas y el rol que tendrás para mantenerte a ti misma es crucial; aunque esto puede parecer confuso, debido a esquemas culturales y a las expectativas en las conductas masculinas y femeninas. Es tiempo de considerar un paradigma diferente que incluya tu justa participación. Por ejemplo, probablemente deseas en los hombres, conductas de caballerosidad y buenos modales, pero puedes sentir que si no pagas tu parte en una cita para cenar, tu compañero puede estar esperando algo más que el postre al final de la comida.

Alternativamente, sería negligente si no mencionara el hecho de que las mujeres que fueron criadas creyendo que los hombres deben pagar todo, entran en conflicto cuando les toca compartir sus salarios. Esta actitud y sentido de derecho (aunque tal vez comprensible de una manera ilógica), perpetúa la tendencia de "lo que es suyo es nuestro y lo que es mío, es mío". Algunos especialistas sugieren que esta actitud prevalece porque muchas mujeres todavía llevan a cabo la mayoría de los deberes domésticos, aún cuando ambos individuos tienen profesiones fuera de casa, lo que les da derecho de sentir que se les "debe" más.

El malabarismo del dinero, persiste como una área turbia en las relaciones: aún hoy en día, los consejeros de parejas, informan que uno de los tres temas de discusión más común en las relaciones gira alrededor del dinero (siendo los otros dos, el sexo y los hijos). Puedes evitar tales disputas siendo consciente de tus percepciones y nociones preconcebidas acerca de asuntos financieros, incluyendo la manera en que se supone que hombres y mujeres deben manejarlos. Sé honesta y abierta sobre tus sentimientos y expectativas con tu compañero en lo relativo a los acuerdos financieros: *comunícate*. Y desarrollen un presupuesto armonioso que atraiga balance a *todas* las contribuciones que *ambos* hagan para su vida en común.

En estos días, los costos de vida son tales, que los salarios dobles son necesarios para que la mayoría de las parejas logren las metas que se trazaron, así que muchas de ellas sostienen el acuerdo, desde el principio, de que deben compartir la carga de la responsabilidad financiera.

Aunque la necesidad económica puede significar que tú *tengas que* trabajar, estoy segura de que estás de acuerdo en que tu vocación también te trae un elemento importante de satisfacción y realización. La mayoría de las mujeres que trabajan fuera del hogar dicen que, a pesar de las restricciones de tiempo y los malabares de los deberes, están más contentas y personalmente más satisfechas cuando pueden dedicarse a las pasiones de sus carreras. Sus carreras son tan importantes que muchas de ellas, de hecho, dicen que su autovalor se *realza* con ellas...: estoy segura de que te suena familiar.

Sin importar si trabajas fuera de casa o no, ten claro, que cuando aceptas una mayor responsabilidad por tus propias finanzas, tus sentimientos de seguridad y valor crecen exponencialmente... y *eso* es algo bueno.

Tareas personales

- Entiende claramente tu estatus financiero. Para que tengas una idea instantánea de tu patrimonio haz un cálculo, sumando tu efectivo, propiedades, y tus pertenencias personales; después resta tus deudas, incluyendo la hipoteca de tu casa y las tarjetas de crédito.

- Recuerda esta útil regla general: un patrimonio saludable es igual a tu edad multiplicado por el 10 porciento de tus ingresos brutos. ¿Qué tal la llamada de advertencia, eh?

- Maneja y da seguimiento a tus gastos y pronto verás dónde te consientes demasiado.

- Abre una cuenta de ahorros y ahorra lo más que puedas. Vas a necesitarla, créeme.

- Reduce los gastos que pagas con tarjeta de crédito. (¡Obvio!)

- Pide un aumento. (De nuevo, ¡obvio!)

- Planifica por adelantado tu retiro, abriendo una cuenta personal de jubilación, (IRA por sus siglas en inglés), o participando en un plan de retiro (401(k) en los Estados Unidos).

- Gasta menos y disfruta más. Piensa en conservar tu medio ambiente; está *de moda* ser consumidores más conscientes.

- Sé razonable contigo misma: si sólo puedes ahorrar poco, ahorra poco. Recuerda el viejo adagio que dice "gota a gota se llena el cántaro".

Sabiduría de tus semejantes

"Después de tres meses de trabajar en una compañía, mi jefe, quien era contador, me dijo que tenía que renunciar porque la compañía ya no podía costear mi salario, y yo le creí. Fui a darle las gracias a los directores por la oportunidad que me dieron y por la experiencia adquirida los meses que trabajé para ellos, y se sorprendieron con mi renuncia.

"Al día siguiente, tuvimos una junta y mi jefe dijo que no estaba haciendo mi trabajo como debería; después de unos días, me di cuenta que lo que realmente quería era contratar a su amante. Los directivos sabían que yo era una buena empleada y decidieron que debería conservar mi trabajo. Fue un reto para mí, pues tuve que estar viendo a mi antiguo jefe todos los días. Me podía haber dicho la verdad...; sabía que yo era capaz de conseguir otro trabajo. Me hizo trabajar horas extras todos los días; además, también estaba haciendo el trabajo que le correspondía a él, pero no me importó porque estaba aprendiendo contabilidad. Tres años después me convertí en su jefa. Hubo una auditoría, y cuando los directivos se dieron cuenta que no era honesto le pidieron la renuncia".

— **Georgina Garcia Ricano**, gerente estatal, México

"Tengo un jefe bastante difícil que es un dictador en esta oficina. Es imposible confrontarlo sobre algo; me di cuenta de que la razón por la cual chocaba con él tanto era porque yo trataba de relacionarme con él en un nivel de igualdad, regresándole sus ataques y afirmaciones irracionales con explosiones igual de impacientes. Así que cambié mis tácticas; ahora trato de invocar mi intuición femenina, mi lado maternal, razonando con él de una manera amorosa y tratando de conectarme con su propia feminidad".

— **Estefanía,** Colombia

"Formé una compañía única, desde el concepto, fabricación y mercadeo, con oficinas en Nueva York, Los Ángeles y París. Las ventas estaban al límite de capacidad el primer año y mis tres competidores más importantes trataban de comprar mi compañía. Me sentía un poco inadecuada para negociar la venta, así que mi esposo (productor de cine), y un grupo de abogados trabajaron con los detalles y se encargaron de las negociaciones. Mientras tanto, yo volaba por todo el mundo manteniendo el crecimiento de la compañía.

"Después de casi nueve meses de intensas negociaciones, todas las partes iban a firmar la venta a las seis de la tarde un viernes en Nueva York, pero todavía había algunos puntos sin resolver muy importantes para mí, que no habían sido aceptados por el comprador. A las cuatro de la mañana parecía que se iba a cancelar el trato y los abogados empezaron a recoger sus portafolios. Me dirigí al comprador y le sugerí que habláramos 'excluyendo' a los abogados".

"Cuando cerramos la puerta de la oficina, tomé una caja pequeña aguamarina de Tiffany y se la entregué diciendo que quería que tuviera algo para recordar esta fecha, ya fuera que se realizara o no la venta. Me volteó a ver con una mirada incrédula. Dejó el cuarto y cuando regresó, también él traía una cajita aguamarina de Tiffany. Abrimos las cajas al mismo tiempo... y resultó que ambos nos habíamos ofrecido un regalo similar con una frase y la fecha del cierre grabada. Yo le regalé un llavero de plata con un silbato, en un pequeño disco donde le había puesto la fecha grabada junto con la palabra <u>ultreya</u>, que significa 'sigue adelante, con valentía'. Su regalo para mí, era el mismo silbato, pero en oro y en una cadena con el mensaje grabado que incluía la fecha de cierre y la frase: 'Silba si me necesitas'.

"Nos miramos el uno al otro, y él volteó su cara para que no pudiera verla, pero yo ya había notado lágrimas en sus ojos. Discutimos los puntos que estaba tratando de mantener y él cedió a todos, sintiendo que este trato estaba destinado a suceder. En ese momento, me sentí merecedora de todas las cosas que había imaginado para mí, y que verdaderamente era una mujer capaz y talentosa".
— **Elaine K.,** empresaria de mercadeo, Ohio

"Pienso que cada día hay más niños creciendo con madres que trabajan, así que creo que hay muchos modelos ejemplares a seguir. Espero que podamos inculcarles que es un regalo poder ganarse la vida y crear su propia libertad de

elección, siendo financieramente independientes.
Hacerlo ellos mismos les dará un gran gozo".
— **Martha Luttrell,** agente de espectáculos y
entretenimiento, Canadá

Preguntas de tu diario personal

- ¿Qué compensación recibes por el trabajo que realizas en casa?¿Es equitativo? Si no, ¿qué cambiarías?

- ¿Dependes de otros para tu sustento? ¿Qué puedes hacer para mejorar tu propia seguridad financiera?

- ¿Estás a gusto con el salario que recibes? Si no es así, ¿cuándo vas a pedir un aumento?

- ¿Qué puedes hacer para sentirte más en control de tus finanzas?

Afirmaciones de automerecimiento

S.O.R.T.H.
Sabiduría
Sé que la independencia
financiera asegura ciertas libertades.

S.O.R.T.H.
Optimismo
Soy capaz y altamente talentosa.

S.O.R.T.H.
Responsabilidad
Soy asertiva.
Tengo habilidades que me son muy útiles.

S.O.R.T.H.
Tenacidad
¡Soy decidida!
Contribuyo a mi bienestar financiero.

S.O.R.T.H.
Honestidad
Admito mis vulnerabilidades,
y sé que puedo incrementar mis fortalezas.

CAPÍTULO DIEZ

Salud y felicidad: elegir el camino elevado de la armonía

"La felicidad es una expresión del alma en acciones consideradas".
— **Aristóteles**

Te pido que te tomes un momento con honestidad para medir la temperatura de tu estado de ánimo". ¿Dirías que eres feliz? ¿Te has preguntado si la felicidad es un estado relativo? ¿Es un derecho, una emoción etérea, o una reacción a las circunstancias? ¿Son las mujeres (bueno, son *todos* los humanos), igualmente capaces de tener acceso a ella, y mantenerla, o está distribuida inevitablemente por el destino?

Aunque la felicidad puede significar diferentes cosas para diferentes personas, hay la tendencia a referirse a la experiencia de gozo, satisfacción o bienestar positivo... combinada con un sentido de que la vida es buena, significativa y vale la pena. Pero, ¿cómo puede lograrse esa meta tan elevada? Las personas felices y saludables, ¿nacen con suerte, o sólo *parecen* más exitosas y empoderadas? ¿Tiene algo que ver el éxito financiero?

Como seguramente ya te has dado cuenta, tener dinero no asegura la felicidad: hay mucha gente rica miserable y malhumorada. Aunque la riqueza puede ser uno de los temas en una lista de logros, y ciertamente, puede proveer un sentido de seguridad y bienestar, la felicidad es más un *estado de ánimo* que una hoja de balance de posesiones y logros.

Aunque la felicidad es relativa y subjetiva, la gente feliz tiene mucho en común. Los estudios muestran que tales individuos generalmente son o están:

- Seguros y confiados con lo que son.

- Devotos de amigos y de la familia, y cultivan esas relaciones.

- Optimistas respecto al futuro.

- Agradecidos por lo que tienen y confiados en sus ambiciones.

- Amables y dispuestos a ayudar: donan a instituciones caritativas y practican actos de amabilidad con frecuencia.

- Conscientes de la salud y hacen ejercicio regularmente.

- Comprometidos de por vida con sus metas.

- Resistentes, se recuperan cuando los tiempos se ponen difíciles.

- Seguros en su habilidad para realizar cambios en sus vidas.

• Seguros de sí mismos.

¿Cuántos de los puntos anteriores puedes marcar como afirmativos? Si tu temperatura de felicidad está baja, necesitas hacer algunos cambios.

Todo está en tu cabeza

Aunque ya hayas pasado por ahí, (experimentando tu parte de sufrimiento o viviendo en situaciones extremadamente comprometedoras), algunas veces la ignorancia puede ser una bendición ya que siempre puedes encontrar maneras de ser feliz. Asumir responsabilidad por tu propia satisfacción, puede parecer una tarea grande y abrumadora, pero la chispa para hacerlo, de hecho, es muy pequeña y la puedes encontrar en tu propia cabeza.

Los estudios en terapia cognitiva conductiva revelan que tú puedes manejar tus propios pensamientos y sentimientos: es una decisión que tomas. En otras palabras, puedes elegir no aceptar que tu filtro interno mental descalifique las cosas positivas en tu vida.

Un cambio sutil en tus intenciones y patrones de pensamiento, hace que florezca tu felicidad, ahí donde la discordia crecía sólo unos momentos antes. La acción positiva genera acción positiva, y es contagiosa: las sonrisas y la risa crean más sonrisas y risas. Si eres escéptica, úsate como conejillo de indias en un experimento y haz lo que la gente feliz hace, vas a notar cambios inmediatos en la forma en que te sientes.

Trata de hacer lo siguiente:

- Escoge ser feliz. Encuentra algo en tu vida, o en el mundo, que sea hermoso, gozoso, amable y maravilloso, y enfócate en ello. (Por ejemplo: *Hoy, el cielo está azul y el color es glorioso*).

- Agradece lo que tienes.

- Imagina tu vaso medio lleno, y sé optimista creyendo que eres capaz de llenarlo hasta el tope.

- Expresa tus buenas intenciones en pensamiento y acción.

- Evita comparaciones sociales; más que compararte habitualmente con otros vive bien tu *propia* vida.

- Confía en que el universo trabaja para brindarte aquello en lo que pones tu atención; asegúrate de pensar y proyectar cosas buenas más que permitirte permanecer en las malas.

- Ríe, sonríe y aprecia el humor.

- Date un respiro. La felicidad no es buscar perfección, tiene más que ver con reconocer que eres perfecta tal cual eres.

Los estudios muestran que la autoayuda sistemática agiliza la recuperación, que la felicidad es, de hecho, la cura para la infelicidad. Aunque esto suene a una contradicción, es una aseveración legítimamente cierta. De nuevo, debes escoger ser feliz para vencer el descontento. Cuando llegas a un acuerdo con tu persona, con tu lugar en el planeta, y finalmente con *tu vida,* seguramente vas a estar más satisfecha que los individuos que sienten que el destino les hizo una mala jugada.

Si te das cuenta que por estar arreglando las vidas de los demás, estás demasiado ocupada para discernir dónde reside tu propia dicha, trata de renunciar a ser el "gerente general del universo" por un momento; más bien, permite que tu vida se manifieste como se supone que debe hacerlo. Aunque tener control personal del curso de tu vida es importante, no pienses que debes y administrar *todo* minuciosamente. Confía en que el universo te va a apoyar de una manera positiva una vez que le envíes tu mensaje. Puedes encontrar *algo* que te haga feliz, aunque todo a tu alrededor esté fuera de control.

Sigue el ejemplo observando a los niños, ya que ellos tienen la maravillosa habilidad de reírse sin razón, sin importar lo que sucede a su alrededor. Si quieres ver resistencia pura y valentía en acción, visita el pabellón de cáncer de cualquier hospital de niños y sentirás humildad. Los niños que combaten enfermedades que arriesgan sus vidas y enfrentan circunstancias aparentemente sin esperanza, son a menudo mucho más fuertes que los adultos encargados de cuidarlos. Admirablemente, muchos de estos niños y niñas parecen encontrar maneras de entretenerse y disfrutar momentos felices a medida que ocurren.

Piensa en los niños cuando estés demasiado abrumada por la tristeza, y deja que tu niña interna, inocente y gozosa, salga y juegue.

El poder de la fe

El hecho de tener fe en ti misma y en tu habilidad de tomar control de tus experiencias, no significa que eres una *solipsista,* (alguien que se apega a la teoría de que, el ser interno es lo único que se supone existe). No estoy sugiriendo que no te afecten las acciones ajenas en tu búsqueda de la felicidad; sin embargo, el tema de la fe, tanto en Dios como en ti misma, no interviene aquí. Tu *fe* en que puedes efectuar un cambio positivo es un gran paso inicial.

Dar el salto de fe que se requiere para hacerte cargo de tu bienestar, tu autovalor y tu felicidad, puede parecer difícil, si no imposible. No obstante, aunque hayas aprendido con el tiempo, que los eventos y las circunstancias toman el control de tus sentimientos, las investigaciones dan evidencia de que necesitas reconsiderar este concepto.

Los estudios demuestran que los desenlaces de la vida, como habrás adivinado, son una combinación de influencias diseñadas por el cuidado (o falta de él), que recibiste en tu niñez, así como de tu entorno. De todas maneras, *personalmente* todavía tienes mucho que decir acerca de tu felicidad. En su libro *The How of Hapiness,* Sonja Lyubomirsky sugiere que existe una fórmula científica que describe de dónde proviene tu satisfacción. La fórmula funciona así: 50 por ciento de tu habilidad para ser feliz se origina en niveles determinados genéticamente; en otras palabras, lo que heredaste de tus padres. Otro 10 por ciento proviene de tu entorno, de situaciones que encuentras en tu vida, dónde vives, etcétera. Pero hay algunos datos notables que no te debes perder: *un fabuloso 40 por ciento* de tu habilidad para ser feliz se debe a *tus propias intenciones,* o sea, tu conducta. Obviamente, querrás tomar este 40 por ciento muy en serio.

Concedido, no puedes cambiar tu pasado, y tu situación presente puede parecer desalentadora. Pero tu futuro depende en gran parte de cómo te *comportas, piensas* y *sientes* hoy acerca de ti. Tus esfuerzos pueden probar tu temple, pero cada vez que enfrentas un reto, te vuelves más fuerte y más *feliz.* Y para que no lo olvides, en términos de evolución, la supervivencia de los más aptos es un tema recurrente. Esencialmente, tienes la llave de tu propia felicidad.

Si quieres conservar una sonrisa genuina en tu rostro, y sacar partido de ese 40 por ciento de influencia, practica diariamente lo siguiente:

- Expresa gratitud.

- Nutre tus sentimientos de optimismo.

- Resístete a pensar demasiado (cavilar) y a compararte con los demás.

- Practica actos de bondad con frecuencia.

- Nutre tus relaciones sociales.

- Desarrolla estrategias de supervivencia.

- Aprende a perdonar.

- Involúcrate en actividades que te proporcionen experiencias perdurables (consulta el capítulo 4).

- Deléitate en los gozos de la vida.

• Establece metas para ti misma y comprométete a cumplirlas.

• Nutre tu cuerpo, mente y alma.

Las personas felices son más sanas

¿Te das cuenta que tu habilidad de sentir gozo y satisfacción afecta tu salud mental *y* física? Para ese fin, uno de los tratamientos más intrigantes para el cáncer es el humor. Cuando estos enfermos ven películas cómicas o escuchan comediantes que les hacen reír, algo admirable sucede: se vuelven más receptivos a sus tratamientos y medicamentos. Aun cuando las cosas se ven poco prometedoras, y el *tiempo* de vida restante está en peligro, una visión positiva tiene un impacto enorme en la *calidad* de vida. El humor es una medicina excepcionalmente poderosa.

Por supuesto, lograr y mantener la felicidad, no garantiza que nunca vas a estar triste, desalentada ni que no vas a enfrentar retos. Los retos son parte de la existencia humana, superarlos es lo que fortalece tus cimientos e incrementa tu crecimiento. Aunque las preocupaciones mayores requieren de tu atención y conducta preventiva, vale la pena adoptar como mantra el dicho popular que dice: "No te preocupes por pequeñeces" porque desgastarse en molestias triviales, acaba con tus nervios. Arraigarse demasiado profundo en muchas de las pequeñas trampas de la vida y decepciones, no sólo te estresa, también es una pérdida de tiempo y energía. Practica tener una visión más amplia, porque tu habilidad para ver la visión general te va a ser útil.

Mi madre tiene 83 años de juventud; y según su actual estado de salud, entenderías probablemente si te dijera que es gruñona y resentida. Le hicieron dos prótesis de cadera, dos de rodillas y dos cirugías de espalda. Ha perdido veinte centímetros de altura al paso de los años, tiene diabetes tipo dos, osteoporosis, y tiene dolor crónico a causa de la artritis. Pero mi mamá, Dios la bendiga, siempre está sonriendo. Es dulce con todos, y mis amigas dicen que es la persona que mejor abraza en el pueblo. Ya no le importa no poder conducir, y no le gusta el hecho de tener que usar un andador, o un bastón para moverse pero, todavía practica la natación, se ríe y se emociona con cada día que empieza. Su actitud gozosa le ofrece una calidad de vida que no existiría si permitiera que la depresión y la tristeza llenaran su mente.

Toma el ejemplo de mi mamá y aprende a hacer limonada con los limones de la vida.

- Evita ser quisquillosa y ponerle demasiada atención a las pequeñas contrariedades de la vida.

- Enfócate en las cosas buenas a tu alrededor. (Seguramente, puedes identificar ¡por lo menos algunas!)

- Lidia con la tristeza y la decepción con un aura de curiosidad, trata de encontrar la luz al final del túnel y la lección en la adversidad, luego sigue adelante.

- Comprende que tus esfuerzos por encontrar el lado bueno en las pruebas y dificultades de la vida *van a* rendir sus frutos.

Lidiando con el estrés y la depresión

El estrés es inevitable en la vida, y algunas veces puede ser abrumador. El estrés es esencialmente el producto del miedo y enojo no resueltos, suprime y daña la integridad y el funcionamiento de tu sistema inmunológico, disminuyendo tu habilidad para protegerte de enfermedades. Básicamente, te echa una incómoda manta mojada encima.

Las consecuencias pueden ser la depresión y otras enfermedades que requieren atención biomédica o psicológica. (Por cierto, la genética juega un papel importante: los estudios sugieren que la depresión puede generarse en las familias es más común entre mujeres, y usualmente, empieza entre las edades de 15 y 30). Por favor, disculpen la estadística que voy a dar, pero es deprimente que cerca de *20 millones* de personas en los Estados Unidos sufren de este desorden mental.

Ten cuidado si sientes que tu vida está fuera de control, o si alguien en tu familia ha sido diagnosticado con depresión. Si estás en medio de una situación particularmente inestable en tu vida, o si estás en un proceso de recuperación de una enfermedad física o mental, asegúrate de realizar un plan de apoyo que puedas emplear cuando sientas que se desvanece tu autocontrol o tu habilidad para manejar las cosas. Llámale tu "plan 911" y mantenlo en una tarjeta plastificada en tu cartera. Tu plan debe incluir los teléfonos de tres amigas o miembros de la familia en los que confíes plenamente, y un par de procedimientos que te quiten el estrés, procedimientos *que te aterricen* tales como: sentarte en una silla con ambos pies en la tierra y hacer respiraciones abdominales profundas.

No entres en pánico leyendo este capítulo. *No todo el que se siente deprimido sufre de depresión.* La vida es un viaje con altibajos, y estoy segura que haces lo mejor que puedes para recorrerlo. Sin embargo, si tienes la sospecha *de estar* sufriendo una depresión, por favor no te escondas. El Instituto Nacional de Salud Mental ha realizado esfuerzos continuos para reducir el estigma que se asocia a menudo con las enfermedades mentales, y envía el mensaje claro de que la ayuda y la curación son posibles. Comprende que no estás sola, y que hay soluciones viables y disponibles para ayudarte a *ti* y a tu *vida* a regresar a su estado normal.

Si tienes curiosidad por saber cuáles síntomas son indicativos de la depresión contesta las siguientes preguntas. Son de naturaleza personal, por supuesto, pero hasta donde yo sé nadie está grabando tus pensamientos así que puedes hacer tus descubrimientos en privado. Tus respuestas te darán una idea de tus sentimientos y estado mental. Así que:

__ ¿Te sientes triste y temperamental?

__ ¿Tu futuro te parece sin esperanza?

__ ¿Piensas que eres un fracaso?

__ ¿Sientes que no vales, que eres inadecuada o inferior?

__ ¿Te autocriticas y te sientes culpable? ¿Asumes la culpa de todo?

__ ¿Se te dificulta tomar decisiones?

__ ¿Estás irritable, resentida y frustrada?

__ ¿Has perdido interés en actividades que te conectaban o perdiste contacto con la familia y amigos?

__ ¿Te sientes agobiada y sin motivación?

__ ¿Te disgusta como te ves? ¿Tienes una mala imagen de ti misma?

___ ¿Tu apetito ha cambiado dramáticamente?

___ ¿Te cuesta trabajo dormir o han cambiado tus patrones de sueño?

___ ¿Has perdido el deseo sexual?

___ ¿Te preocupas mucho por tu salud?

___ ¿Has pensado que no vale la pena vivir?

Si contestaste que sí a más de dos de estas preguntas, hazte un favor y busca apoyo externo de un profesional calificado de salud mental. Mereces ser feliz, y con el apoyo apropiado, estoy convencida de que puedes serlo.

Un cimiento de fortaleza

Naturalmente, todos deseamos que nuestras vidas sean felices, saludables y libres de estrés; sin embargo, es posible que si vivimos lo suficiente tengamos que enfrentar adversidades, problemas de salud y estrés. Nuestras relaciones obviamente, no son inmunes; los estudios sugieren que cerca de la mitad de los habitantes de los Estados Unidos, experimentarán un evento traumático durante su vida. (Y por cierto, el divorcio se considera traumático).

La manera como manejas los buenos tiempos *y* los difíciles en tus relaciones, y en tu vida en general, es el reflejo del cimiento de fortaleza que has construido en tu interior. Puedes tener acceso a tal fortaleza cuando más la necesites, haciendo uso de tus habilidades de supervivencia. Si no las conoces, ten en cuenta estos ejemplos.

- **Maneja la resolución de problemas**. Concéntrate en hacer algo acerca del problema, preparando un plan de acción y planificando estrategias.

- **Maneja el enfoque en la emoción.** Neutraliza tus emociones negativas, abordando positivamente la situación o usando métodos de relajación.

- **Crecimiento postraumático.** Siente que has aprendido de la situación y eres más fuerte a causa de ello. Como Friedrich Nietzsche dijo: "Lo que no me mata, me fortalece".

- **Encuentra el sentido y usa el razonamiento mental.** Reconsidera tus premisas sobre el funcionamiento de la vida refutando o retando tus propios pensamientos pesimistas o distorsionados.

- **Apoyo social.** Pide consejo a parientes, amigos, amantes, clero y médicos.

- **Ejercicio.** Lo creas o no, ésta es una manera muy útil de lidiar con el estrés. Los estudios nos dicen que tres sesiones breves de ejercicio a la semana, mejoran tu salud y levantan el ánimo; el ejercicio físico es una manera segura de elevar tu temperatura de felicidad.

A menudo, las mujeres son las organizadoras y conductoras de la felicidad y goce de los demás. Estamos orientadas para nutrir y proteger a nuestros hijos y para servir a nuestros compañeros y amigos a veces, hasta el punto de olvidar y descuidar nuestras *propias* necesidades. Es fácil *ver* por qué tantas de nosotras sentimos como si nuestro valor propio surgiera de nuestra habilidad de hacer que los demás se sientan realizados.

Sucede que las mujeres que se aceptan, se aprecian y manifiestan su autovalor, son más felices que las que luchan crónicamente con asuntos existenciales y de estima. ¿Cuál es su secreto? Una de las claves es tener fe en que las cosas pueden ser posibles. Trata de pretender que eres una escultora que puede ver un gran bloque de mármol y ver la pieza maestra en su interior. *Tú eres* esa pieza maestra, y cuando te ves de esa manera es más probable que tengas gozo en tu corazón.

Aunque sea contrario a la manera en que fuiste educada o a tu cultura, recuerda que tu propia salud y felicidad son tan importantes como la de cualquiera. Presta atención a estos aspectos vitales y fundamentales de tu vida... y en caso de que se te haya olvidado, *¡merece la pena el esfuerzo!*

Puedes llevarte el crédito por atraer la felicidad, puedes llamarlo destino, o puedes basarte en tus creencias religiosas y la oración; realmente, no importa. Como dice el dicho: "Una coincidencia es la manera que tiene Dios para permanecer anónimo". Cualquier sendero que tomes hacia la felicidad, te llevará al camino correcto, siempre y cuando te des cuenta de que eres parcialmente responsable de tu dirección y tu destino. Como han descubierto todos aquellos que se han recuperado de una enfermedad o una adicción, ver nuevos horizontes, en lugar de caminos sin salida, es edificante y emocionante. Es como viento bajo tus alas. *Puedes* ser feliz.

La realidad de esta nueva tendencia puede ser una emoción tan intensa, como nunca antes la tuviste. ¿Qué estás esperando? Despliega tus alas y vuela...

Tareas personales

Para tomar el control de tu felicidad, sugiero que sigas este plan de 12 pasos, de recuperación de tu autovalor y de: sí puedo ser feliz:

1. Evalúa las áreas de tu vida, tales como: profesión, pasatiempos, maternidad, matrimonio convivencia y amistades y busca nutrir cada una.

2. Responsabilízate de tu salud y dale prioridad a la buena nutrición y condición física. Las estadísticas demuestran que la vida útil de las mujeres está aumentando, asegúrate que la calidad de tu vida sea equiparable a la cantidad.

3. Si no lo has hecho, abre una cuenta bancaria personal para tus propios ahorros personales. Ahorra dinero cada semana, y también empieza una cuenta de retiro.

4. Presta interés en entender tu estatus financiero. Si eres una mamá en el hogar, participa en la planificación del presupuesto y separa una cantidad para tu uso personal.

5. Busca apoyo de un oyente compasivo, ya sea un terapeuta, amigo de confianza o mentor, para que te ayude durante tus retos.

6. Inicia una comunicación abierta con tu compañero/amigo/esposo, y hablen sobre las

dinámicas de su relación. Dí la verdad acerca de tus necesidades, metas y problemas.

7. Conoce tu propia historia: dónde empezaste, dónde estás y adónde quieres ir. Mantente actualizada con los sucesos globales y desarrolla tu propia opinión acerca de ellos.

8. Decide actuar con seguridad y confianza y acepta un puesto de autoridad en una actividad de tu vida. Toma responsabilidad y siente la energía positiva que obtienes cuando llevas a cabo lo que te propusiste hacer.

9. Planifica algunas metas futuras realizables: ¿qué te gustaría verte haciendo en uno, dos o cinco años? ¿Qué pasos tienes que dar para lograrlo?

10. Aprende una nueva habilidad e involúcrate en nuevas actividades. Aprende a nadar, montar bicicleta de montaña, esquiar, o toma una clase de finanzas o idiomas...: el cielo es el límite.

11. Relaciónate: haz un esfuerzo para interactuar con individuos afines, particularmente mujeres. Comparte lo que sabes y aprende de otros.

12. Busca apoyo de todas las fuentes disponibles para poder lograr felicidad y un sentido positivo de estima y autovalor. La internet está llena de información, o si deseas una conexión tangible, ve a tu biblioteca local; la biblioterapia, es una herramienta reconocida y válida de autoayuda.

Sabiduría de tus semejantes

"Una mujer es quien cultiva la felicidad y hace que todo mundo a su alrededor la cultive. Es una gran madre, una gran esposa y una gran trabajadora. Lleva su vida de la manera que escoge hacerlo; es una verdadera líder, pero silenciosa".
— **Galit Dayan,** mercadotecnia, Israel

"Cuando mis hijos estaban creciendo, una amiga trabajadora social, convocó a un grupo de madres e hijas, las cuales variaban en edad, religión y procedencia racial. Nos sentamos durante horas en un sinnúmero de sesiones, discutiendo qué significaba ser una mujer y cómo ha cambiado con el tiempo. Fue una de las actividades más gratificantes y enriquecedoras en las que he tenido el privilegio de participar. Veníamos desde diferentes lugares con ideas muy diferentes, sin embargo, hubo en general, un sorprendente incremento del potencial a través de una interacción amorosa. Mi hija lo recuerda vívidamente, aunque fue hace casi 20 años. Desearía que hubiera más oportunidades de discutir abiertamente la mística de la feminidad".
— **Sandra Duncan Holmes,** Nueva York

"El padre de mis hijos y yo estábamos divorciándonos siendo muy difícil para mi familia, mis amigos y mi comunidad (vivimos en un pueblo pequeño, así que era público). Mi ex trajo una amiga a la casa tan pronto como los niños y yo nos mudamos. Era Navidad con todos sus enseres. Los chicos eran

*adolescentes y se sentían muy incómodos sabiendo
que su padre quería que ellos fueran en la Nochebuena y
llevaran regalos para su novia. Eso los estaba enfermando.
Sin embargo, no se querían quedar en casa y arriesgar a
dañar la relación con su papá; así que salí y compré un vale
canjeable por una cena para mi ex y los niños, e hice un
gran arreglo floral para su amiga. Los niños se sintieron muy
aliviados y agradecidos, y yo estaba agradecida porque mis
acciones los ayudaron a superar este período difícil. Después
de todo, el divorcio no se trataba de ellos, y necesitaban
apoyo y consuelo. (Cuando crecieron, resultó que
escogieron no ser parte de la vida de su padre, al
menos no en la medida en que él esperaba).*

*"Pienso que mi 'valor', o lo que me hace sentir bien,
es cuando hago que el día de alguien más sea mejor de lo
que esperaba, dándole un poquito de atención extra, un
cumplido o algo similar. La energía positiva se
multiplica y se transmite a los demás".*
— **Jo Ann Ralston**, asistente administrativa, Oregon

*"Cuando quedé encinta de mi segundo hijo, tuve una niñera
que dejó su hijo de tres años en su ciudad natal. Solía cuidar
a mi hijo de dos años como si fuera el suyo. La sorprendí
llorando más de una vez, aunque ella sólo tenía amor y
sonrisas para mi familia. Era una contadora certificada en
Perú, pero nunca tuvo los medios para revalidar sus estudios
en los Estados Unidos, ni podía traer a su hijo.*

*"Mientras yo disfrutaba las sonrisas y palabras nuevas
que mis hijos aprendían, mi niñera extrañaba a su hijo. No
podía regresar a su pueblo natal porque tenía un marido
abusivo; así que le dije que la iba a ayudar con los honorarios
del abogado para que pudiera finalizar su divorcio, obtener la
custodia de su hijo y traerlo para acá. Era fantástica con mis
hijos, pero yo sabía que la iba a perder cuando trajera
a su hijo. Aún así, era más importante para mí ayudar
a esta madre que sufría que pensar en mi pérdida.*

*"Tomó menos de un año para que pudiera ver de nuevo
a su hijo. Había sido tanto tiempo y ella ¡estaba tan asustada!
Pensó que su hijo la iba a rechazar; tomó casi un año para
que él la perdonara por abandonarlo. Esto fue hace cuatro
años. Desde entonces, ambos se convirtieron en ciudadanos
de los Estados Unidos; ella es gerente de una tienda por
departamentos y él es un estudiante fantástico. Ella se
comunica conmigo por teléfono a menudo y sus llamadas me
recuerdan que hay mucha gente que necesita sólo un poquito
de ayuda para cambiar sus vidas. Eso me hizo sentir valiosa,
porque sé que su historia pudo haber sido muy diferente".*
— **Gabriela Teissier Lunetta,** periodista, México

*"En principio, estoy tentada a definir nuestro valor como
el nivel de confianza y orgullo de una persona. Es la habilidad
de saber que lo que contribuyes al mundo, importa. Es creer
que tus palabras son respetadas y tus acciones apreciadas.
Es el sentido de orgullo que la gente siente cuando sus*

logros los hacen sentir mejores personas. Por 'mejores' quiero decir 'más evolucionados'".
— **Jillian Manus,** agente de medios de comunicación, Nueva York

Preguntas de tu diario personal

• ¿Eres una persona feliz? Si no, ¿por qué?

• ¿Tu felicidad depende de las acciones ajenas?

• ¿Pasas mucho de tu tiempo *organizando* la felicidad de los demás? ¿Qué puedes hacer para asegurar tu propia felicidad?

Afirmaciones de automerecimiento

S.O.R.T.H.
Sabiduría
Me valoro.
Soy única, sorprendente y valiosa.

S.O.R.T.H.
Optimismo
Soy feliz. Escojo disfrutar mi vida,
y estoy creando una vida para ser *feliz*.

S.O.R.T.H.
Responsabilidad
Manejo mi propio entorno.

S.O.R.T.H.
Tenacidad
Me quedo en la ruta trazada y
permanezco fiel a mí misma.

S.O.R.T.H.
Honestidad
Estoy dispuesta a proyectar mi autovalor.

TERCERA PARTE

Retribuir:
compartir tu sabiduría

"Es más fácil vivir a través de otro, que convertirte en una persona completa. Es atemorizante la libertad de dirigir y planificar tu propia vida, si no lo has afrontado antes. Es atemorizante cuando una mujer, finalmente, comprende que no hay respuesta a la pregunta: '¿quién soy?', excepto la voz que resuena en su interior".
— *The Feminine Mystique* por **Betty Friedan**

"Según el budismo, los individuos son dueños de su propio destino. Y se cree que todos los seres vivientes poseen la naturaleza del Buda Primordial, Samantabhadra, y que existe dentro de ellos el potencial o semilla de la iluminación. Así que nuestro futuro está en nuestras manos. ¿Qué mayor libre albedrío necesitamos?".
— El **Dalai Lama**

"Ama la vida, participa en ella, da todo lo que tienes. Ámala con pasión porque la vida en verdad te regresa una y otra vez lo que le hayas entregado".
— **Maya Angelou**

"Las relaciones personales hacen que una mujer sea valiosa. Cómo nos sentimos con respecto a nosotras mismas y cómo hacemos que otros se sientan en nuestra presencia, es lo que nos define. Una mujer valiosa tiene autoestima y retribuye a la sociedad".
— **Sherry Lansing,** filantropista, Illinois

CAPÍTULO ONCE

Celébrate: aceptación y apreciación

"De alguna manera aprendemos quiénes somos realmente;
y luego, vivimos con esa decisión".
— **Eleanor Roosevelt**

¿Qué te viene a la mente cuando alguien te sugiere "celébrate a ti misma"? ¿Acaso tu voz interior te contesta burlonamente: *Sí, seguro, tan pronto recoja la ropa de la tintorería, a los niños de la guardería y prepare la cena, me voy a organizar una fiesta?* ¿Es que la idea de enfocarte en el número uno suena demasiado narcisista? Tal vez celebrarte ocupa un lugar tan bajo en tu lista de cosas por hacer que apenas se nota: excepto en tu cumpleaños.

La idea que te estoy proponiendo no se trata necesariamente de fiestas per se (aunque tales festividades valen la pena y se disfrutan), tiene más que ver con abrazarte, aceptarte y expresarte. Piénsalo de esta manera: *celebrarte* es realmente la habilidad de verte como un *todo;* es el gratificante ejercicio de reconocer todo tu potencial.

Cuando te aprecias a ti misma, como una persona completa e irrevocablemente valiosa, ya *llegaste.* Descifraste cómo navegar en las expectativas, restricciones y limitaciones de una visión cultural que busca prescribir los roles o definiciones de lo que se *supone* que es una mujer; y a pesar de esas expectativas, encontraste tu *propio* nicho. Ese logro, amiga, es definitivamente una razón para celebrar, porque muchas mujeres luchan contra la idea de amarse a sí mismas tal como son.

Aceptación y apreciación

Apreciarte a ti misma (reconociendo tus contribuciones), y estar a gusto con quién eres, requiere que admitas tu sentido de *eficacia,* o tu habilidad de producir el efecto deseado. El poder personal proviene del conocimiento de que eres valiosa, efectiva y vital; y de que puedes cambiar tu vida. Esta tendencia es lo que te impulsa a triunfar, crecer, apoyar, y finalmente, retribuir a la sociedad que necesita desesperadamente de tu contribución.

Es preciso que tengas un sentido de poder personal (*intención* personal) para florecer y sobrevivir. Esto nada tiene que ver con fuerza bruta, pues ése es totalmente otro concepto, y no uno para el que fuiste equipada genéticamente. Tus niveles de testosterona están generalmente, demasiado bajos para eso. No importa..., pues tienes otras habilidades y *muchas* otras hormonas más.

Tu verdadera fuerza como mujer es mucho más cerebral que física. Si recuerdas las películas de *La Guerra de las galaxias* y el concepto de "la Fuerza", te acordarás que a Luke Skywalker le dijeron que necesitaba encontrar la Fuerza en su interior. Yoda nunca dudó que estaba ahí, pero Luke no estaba tan seguro. Al final, cuando Luke confió en él mismo, su poder interior prevaleció. Estoy feliz de ser tu Yoda *y* tu Obi-Wan Kenobi. No dudo que tu Fuerza exista; *sé* que existe, y me uno a ti para celebrarlo.

Conéctate con tu fuerza interna. Evalúa tu vida, metas, valores y autovalor. Debes retarte para aceptar lo que sea que la vida te lance y luego volverte más flexible, teniendo fe y confianza en ti misma. Y entonces, sentirás que estás celebrando quién eres, no sólo en tu cumpleaños sino *todos* los días.

Prueba lo siguiente:

- Piensa en lo que te apasiona: tus deseos, gustos, anhelos y talentos, y escribe los cinco más importantes.

- Expande tu visión de la vida: busca más allá de tu punto estratégico acostumbrado para cultivar la conciencia de que hay otras perspectivas que vale la pena ver.

- Responsabilízate por la vida que estás viviendo, *la vida que has creado.* Selecciónala, reconoce que tus acciones te llevaron a donde estás. Decide ser feliz... y haz las cosas que te *hagan* feliz.

- Equilibra trabajo y diversión, algo que deben hacer mujeres y hombres de todas las edades. Te vas a beneficiar enormemente con el valor reparador que la diversión te brinda: te va a desestresar y tu cerebro tendrá la oportunidad de trabajar con diferentes sendas neurales..., lo cual siempre es una experiencia estimulante.

- Fortalece el sistema automático de recuperación de tu cuerpo descansando lo suficiente, haciendo ejercicio y siguiendo una dieta saludable que contenga productos frescos en abundancia. (Ya sé, ya has oído esto antes, pero es verdad, y afectará enormemente tu bienestar).

• Ofrece tu tiempo, talentos y dones. *Da.*

• Cuida tu salud física y mental para prevenir enfermedades. Reduce el estrés cultivando un jardín, adoptando una mascota y escribiendo en un diario.

Intenciones personales

¿Has notado que uno de los denominadores comunes de la gente realizada y satisfecha es la intención personal? Ya lo he mencionado antes, pero es un punto tan importante que se justifica repetirlo. Lee esto despacio, para que te penetre: *para poder ser una persona feliz y exitosa, debes cultivar hábitos felices y exitosos; uno de estos hábitos es la habilidad de sentirte bien en tu propia piel, tener autoestima, no importando cuáles sean tus circunstancias particulares en un momento dado.* Imagínate la autoestima en este contexto como una afición genuina de ti misma: una certeza calmada, relajada, con la que puedes contar.

Ese impulso interno que tienes –vamos a llamarlo tu intención, la fuente de energía que evocas para completar tu larga lista de tareas en tu día de trabajo– es una de las herramientas más poderosas que posees. Úsala diariamente para apreciarte a ti misma (es decir, tus ideas, creaciones, belleza, fuerza, validez y valor).

No hay nada más bello que reconocer tu propio potencial. Desarrollar un poco más de vigor al final del día, antes de desplomarte en la cama, para valorar tu parte en el gran esquema de las cosas; para reconocer tu contribución y *expresar tu gratitud* por ello.

¿Eres capaz de realizar cambios tanto sutiles como sustanciales? ¿Haces espacio para cuidarte y apreciarte a ti misma en tu vida? ¿Estás considerando estos asuntos en este momento? Pregúntate qué tan seguido empleas lo siguiente:

- Usar tu diálogo interior positivamente, repitiendo afirmaciones.

- La Ley de Atracción: dándole energía y atención a lo que *quieres y deseas* en la vida.

- Eliminar la frustración: liberando las "heridas" en tu vida para dejar lugar a cosas más satisfactorias.

- Reconocer tus éxitos y asumir su crédito.

- Evaluar tu progreso y establecer metas alcanzables.

Tu valor no está confinado a las limitaciones de la vida, a sus reglas, o a las asociaciones en tu vida. Es, sin embargo, un tesoro genuino que debes reconocer y apreciar *con regularidad*. ¿Cómo vas a hacerlo? Considera estas sugerencias:

Mantente fiel a ti misma y mantén tu independencia en pensamiento y espíritu. Obviamente, eres parte de una comunidad y eso es vital para tu supervivencia; pero no olvides siquiera por un momento que tu contribución personal es *esencial* y *valiosa*.

Mantente dispuesta a cambiar el statu quo. La cultura de la que formas parte, junto con la sociedad en que vives, dicta lo que se espera de ti, aunque *tú* puedes decidir qué es más propicio, favorable y vital para ti. Ábrete al cambio.

Continúa aprendiendo y mantén la disposición para adaptarte y adecuarte a lo nuevo.

Asume un rol activo en tus finanzas y sé responsable de ti misma. Con esto no quiero decir que debas rechazar sociedades y colaboraciones, ya que los sistemas familiares son importantes y requieren de trabajo en equipo. Sin embargo, como parte de tu celebración personal, sé conciente de que eres una participante integral en el sistema económico de tu vida y por lo tanto, mantén algo de control.

Piensa a largo plazo. Prepárate para lo que viene, para que cada etapa de tu vida cumpla su promesa, pero trata de experimentar cada momento del aquí y ahora... porque en realidad, sólo de *esto* puedes estar segura.

Evitando la "deberización"

Retira tu enfoque por un momento de la gran visión general de todo lo que haces en tu vida y sintonízate en tu reino más íntimo y personal. Me gustaría que dejaras de catalogar todas las cosas que "debes" hacer, lo que el famoso psicólogo Albert Ellis llama en inglés *"musterbation"*. Las palabras *debería* y *debo* generan demasiados disturbios emocionales en tu vida, así que evítalas. En su lugar, considera alternativas positivas recordándote todas las cosas que *has* logrado y las metas en las que *estás* trabajando. Cambia las reflexiones: *me gustaría que hubiera* o *debería haber hecho,* por: *me pregunto cuáles serán mis retos hoy,* y *me cuestiono cómo los voy a manejar.*

Cuidarte a ti misma no debería ser un suplemento o un replanteamiento, y no tienes que sentir que estás siendo demasiado egoísta cuando lo haces. Piensa que ese cuidado es esencial, que enfocarte en tu bienestar personal es necesario y beneficioso para tu calidad de vida. Estoy consciente de que sacar tiempo de las tareas que deben ser completadas para la supervivencia diaria parece un sueño irresponsable o difícil de alcanzar. Pero si no te dedicas tiempo, las consecuencias pueden ser graves para tu calidad de vida.

Desacelerarse lo suficiente para jugar con tus hijos, leer una novela o plantar bulbos en tu jardín, no sólo pagará dividendos a la larga sino que te brindará alegría en el momento. Y, de nuevo, por favor recuerda que este momento es lo único de lo que puedes estar segura.

En este instante, inhala profunda y largamente por la nariz y luego, exhala por tu boca mientras consideras probar lo siguiente:

- Aparta unos pocos minutos para ti cada día, para reflexionar sobre tus cosas y el mundo en que vives, por lo que estés agradecida.

- Reconoce tus logros, grandes y pequeños. Por ejemplo: *Terminé un capítulo de mi nuevo libro... Tengo un matrimonio y familia maravillosos... Tomé mi segunda clase para aprender a volar... Compartí mis opiniones con mi jefe... Entrené a mi bebé para ir al baño,* etcétera.

- Permítete cambiar tu rutina agregando una nueva actividad interesante: leyendo un tipo de libro diferente, caminando con un amigo durante la hora del almuerzo o lo que quieras.

- Llama a tu esposo o compañero en la mitad del día sólo para decirle: "te amo".

- De formas novedosas, adopta en tu vida el ejercicio y la buena nutrición: párate en las puntas de los pies cuando estés en la cola de la tienda de abarrotes. Come una comida vegetariana una noche a la semana. Párate más o menos cada 15 minutos y muévete. Y, ¡no olvides estirarte!

- ¡Defiende con firmeza una idea! Investiga el sistema político que guía tu mundo: escoge un mal social que te gustaría cambiar, y forma parte de un movimiento para llevarlo a cabo.

Trátate a ti misma como la niña bienamada que eres

Para poder ser una mujer segura de sí misma, es vital que *expreses* esa confianza. Pero, como te enseñaron a dar, nutrir y consolar, la idea de estar en primer lugar en vez de segundo, tercero o último, puede ser un gran obstáculo que superar. Aun así: ¡supéralo! Encuentra ese punto dulce en la vida; la postura que se siente armoniosa y balanceada; el lugar donde no sólo eres apreciada por los demás, por los regalos que pones en la mesa, sino que también tú puedas apreciarte sin sentirte culpable por haber dejado otra tarea importante a un lado. *Reconoce* y *aprecia* cada paso que das, niña, porque la tierra bajo tus pies es sagrada.

En 1927 un abogado de Indiana, Max Ehrmann, escribió "Desiderata" (que viene de una palabra del Latín que significa "cosas que se pueden desear"), con la intención aparente de dejar un regalo precioso, y a la vez humilde, a la humanidad. El poema, de una forma bella y simple, describe lo que Ehrmann sintió que la mayoría de los individuos encontrarían deseable para una vida feliz y satisfactoria, y que vale la pena volver a leer de vez en cuando.

No sólo eres una hija del universo amada por Dios, sino también, como se ha afirmado elocuentemente en "Desiderata", tienes *derecho* de estar aquí. De hecho, es más que un derecho: tu presencia es *vital*. Representas a todas las mujeres porque eres el *portal* a través del cual todos los seres humanos deben llegar al planeta. Es un rol bastante importante, ¿no crees?

Por lo tanto:

• Agradece quién eres y lo que haces.

- Trátate a ti misma con respeto y dignidad.

- Comprende que eres una parte vital del círculo de la vida. La humanidad como la conocemos, no puede sobrevivir sin ti.

- Camina con la frente en alto *y siéntete* igual a tus semejantes.

Comprendo que esto puede parecer hedonista, como si estuvieras alabándote. Tal vez te sientas más cómoda preguntándote: "¿Cómo puedo usar mis habilidades y mi apreciación para mejorar mi vida?" Así planteado, podrías contestar que cuando te conectas con tu fortaleza interior puedes imaginar opciones, en lugar de obstáculos. Es mucho más difícil imaginar posibilidades cuando tu fuerza personal y tus activos están agotados.

Tómate un momento ahora para pensar qué tipo de cosas puedes hacer hoy para mejorar tu vida. Aquí hay algunos consejos para empezar:

1. Define tus propios valores esenciales y determina cómo puedes incorporar estos valores a tus actividades diarias.

2. Desestrésate. (De vital importancia.) Para hacerlo, haz una lista de las actividades y tareas diarias que te causan estrés. Divide la lista en dos partes: una con lo inevitable, tareas necesarias; y la otra, detallando lo que no es crítico como las actividades autoimpuestas. Edita tantas como sea posible de esas tareas autoimpuestas que te estresan, y libera tu agenda para tener tiempo relajante, espontáneo, y poder contemplar la paz del vacío.

3. Organiza tu casa o espacio de trabajo poniendo las cosas en el orden que sea útil para ti. Limpiar los armarios, arreglar libreros y reducir el desorden, son formas de refrescar tu vida y espíritu.

4. Enfócate en tu higiene personal: desházte de ropa vieja y maquillaje ya vencido; regálate un corte de pelo profesional y usa fragancias e infusiones herbales ¡renuévate!

5. Ve al ginecólogo, dentista e internista, al menos una vez al año para "un chequeo preventivo". Prevenir las enfermedades es mucho más fácil y barato que tratarlas después que aparezcan.

6. Haz cita con un psicólogo. Es importante que dediques tiempo *personal* para compartir tu jornada y abrir tu alma a un oyente compasivo: necesitas el ambiente apropiado para desahogarte, liberar la presión, y aprender nuevas habilidades para hacerle frente a las cosas. Desafía el estigma negativo asociado con la salud mental, y piensa en ello como algo positivo y esencial..., lo cual es cierto.

7. Ejercita tu cuerpo tanto como tu mente.

8. Comparte con frecuencia tu tiempo con una amiga.

9. Recuerda que la esperanza flota: arrójala a tu mar de deseos y sueños, y observa qué sucede.

Cuidarte a ti misma beneficia a todos

Cuando puedes imaginar posibilidades que traigan cambios exitosos en tu vida, ya estás construyendo músculos resistentes (el tipo de ejercicio del que todo mundo puede beneficiarse). Recuerda que ser resistente es una característica que va a ayudar a fortalecerte en los tiempos difíciles de la vida. Cuando cambias tu tendencia de pensar que nada tiene esperanza y es imposible, a ver esperanza y posibilidades, estás actuando como una persona resistente. Estás trabajando desde un lugar de control, lo que significa *que crees* que tus acciones pueden y van a afectar el curso de tu vida.

Hace poco, una de mis hijas pasó por una crisis en su vida que le exigió replantear su manera de pensar y buscar fuerza y coraje muy en su interior. Aunque era un reto personal muy difícil, su voluntad interna de prosperar perseveró, y salió de su crisis con una sorprendente y clara visión de su vida. Desarrolló una salida nueva y creativa con un gran potencial, y junto a su esposo están criando a sus dos pequeños con un sentido nuevo de fuerza y de fe. La razón por la que pudo enfrentar sus dificultades con valor fue gracias a que dedicó tiempo a enfocarse en su propio bienestar, tiempo que antes no se había permitido.

Y sólo para que no caigas en la trampa de asumir que no puedes pasar mucho tiempo haciéndote cargo de (y para) ti, me gustaría recordarte algo. Ha sido comprobado una y otra vez, que cuando tomas medidas para mejorar tu vida, la gente alrededor de ti también se beneficia significativamente. Así que si para comenzar tu régimen de celebración personal debes decirte que no se trata sólo de ti, házlo. No obstante, debes estar consciente que, de hecho, *sí* se trata de ti.

Eventualmente, celebrarte es como ir a la iglesia, mezquita o templo. Eres un individuo único y especial que merece "dejar brillar su lucecita". Sin embargo, para mantener el brillo vas a tener que adoptar hábitos sanos y habilidades para hacerle frente a las cosas. Uno de los hábitos más importantes que puedes desarrollar es la habilidad de estar en paz con tu pasado, para que puedas continuar hacia adelante. Ir arrastrando una carga emocional que te lastima o te estorba es una pérdida total de tiempo, energía y esfuerzo. Reconoce las cosas que has hecho bien y tus logros, y perdónate por las transgresiones imaginadas o reales. A veces, las cosas salen mal. Dios entiende.

Si celebrar tu propio ser todavía te causa conflicto aprende a cultivar la compasión por ti misma, reconoce que has cometido errores en el camino, pero lucha por poner tu historia personal en el contexto apropiado. Ya lo mencioné antes, y se va a mencionar de nuevo, y de nuevo, como una intervención y un ejercicio valiosos: *escríbelo*. Los estudios demuestran que la gente que puede escribir historias positivas acerca de los incidentes en sus vidas, son más felices y sanas en su vejez.

Agradece por la mujer que eres, y permítete estar orgullosa. Admite que tienes valor, autenticidad y mérito; y deja que tus acciones y conductas le demuestren a los que están a tu alrededor que la feminidad es un estado del ser, tan preciada como la masculinidad. Esta es la forma de hacerlo:

- Sé un ejemplo de fortaleza para las mujeres y niñas a tu alrededor.

- Aprende de tu pasado y avanza.

- Obsérvate a ti misma como maravillosa: representa tu igualdad como ser humano en la manera en que llevas tu cuerpo, en que te expresas y en las actividades que realizas.

- Haz un esfuerzo consciente para mejorar el espíritu del tiempo del siglo XXI, contando tu singular historia femenina con tu propia voz.

Practica lo que predicas

Ayudar a la humanidad a avanzar hacia este nivel más elevado del ser, claramente es un reto. Para cumplirlo, debes responsabilizarte: vas a tener que hacer algo más que hablar al respecto o simplemente, estar de acuerdo en que hace falta un cambio. También vas a tener que ser la primera en "practicar lo que predicas".

Aquí estamos luchando con tendencias. Igual que las tendencias masculinas, nuestras tendencias femeninas se han estado cocinando por siglos..., resultando en un caldo muy complicado. Hace falta valentía, pasión, paciencia, disponibilidad y determinación junto con la fusión compleja de sabores únicos y divergentes o de perspectivas para cambiar las tendencias. Un trabajo difícil, eso es seguro. Pero, bueno, ¿qué podría ser más importante?

Las mujeres estamos suspendidas crónicamente en esa área lóbrega entre la tradición y el progreso: deseamos avanzar, pero luchamos en contra de las expectativas de la cultura en la cual fuimos educadas. No dejes que la nube lóbrega empañe tu visión. Habla seriamente con tu "editor de comportamiento interior". Afirma tu creencia en ti misma;

pon en movimiento acciones positivas para impulsarte y comprometerte con la celebración de tu propio *ser*.

Más que cualquier otra cosa que haya aprendido hasta aquí, la conciencia de mi propio poder personal, mi valor innato y la apreciación de mí misma, es lo que me mantiene con los pies en la tierra. Al mismo tiempo, esta percepción me permite volar. Ese vuelo es una experiencia emocionante, en caso de que no reconozcas la sensación, inhala e incorpórala..., se llama *libertad*.

Tareas personales

- Escribe sobre tus experiencias, acepta tu pasado expresando tus sentimientos (aunque sólo sea para ti) y luego, libera. Rompe lo que hayas escrito y haz las paces.

- Decide contar historias felices de tu vida; vuelve a plantear los incidentes con una visión positiva, si así lo requieres, y dales un giro de optimismo. Esto creará una gran diferencia.

- Desaparece los pensamientos negativos que has estado albergando, y cambia esta tendencia por imaginar posibilidades positivas de avanzar, en vez de sumergirte en la tristeza o en las decepciones del pasado.

- Decide cuáles habilidades te son útiles para hacer frente a las cosas, y haz un esfuerzo por aprenderlas. Por ejemplo: desarrollar tu estima, manejar tu enojo, reducir tu estrés, asertividad, visualizaciones positivas y meditar son habilidades maravillosas que puedes dominar.

- Describe cinco de tus pasiones y determina pasar más tiempo en ellas.

- Hoy decide cuáles cinco cosas puedes hacer para sentirte mejor contigo misma y con tu vida.

Sabiduría de tus semejantes

"Las mujeres somos invaluables: la espina dorsal de la familia y la sociedad. Trabajamos dentro y fuera de casa. Nos ganamos la vida y luego regresamos a casa para ayudar a nuestros hijos (nuestro futuro) con sus tareas, preparamos la cena, apoyamos a nuestros maridos, etcétera. Hacemos voluntariado en la comunidad y en las escuelas de nuestros hijos. Llevar a cabo muchas tareas es nuestra forma de vivir, y nuestro trabajo nunca termina. Sin nosotras, la sociedad se resquebrajaría. Debemos respetar a las mujeres y tenerlas en el más alto aprecio".
— **Julia A.**, Reino Unido

"Pienso que como parte del proceso de madurar, todos debemos aprender qué tan valiosos somos. Llegarán tiempos en nuestras vidas en que nos sintamos indignas; la falta de autoestima es causa de muchos de los problemas de la juventud de hoy día. La clave es estar convencidas de que

*hicimos lo mejor que pudimos; y que fracasar en algo,
no necesariamente significa que siempre vamos a fracasar;
podemos aprender de la experiencia".*
— **Florence S.**, empresaria, Malasia

*"Mi propia vida ha sido extraordinariamente diversa.
Crecí en una familia tradicional china en Hong Kong,
como la última en la jerarquía familiar: la segunda hija
que rápidamente fue seguida de tres hijos. Mi niñez fue
una letanía demasiado famosa de abuso y negligencia.
Si la sabiduría popular fuera cierta, yo debería haber sido
un fracaso miserable en la vida, luchando para sobrellevar
un bajo sentido de autoestima, y luchando en una batalla
perdida para ganarme el afecto de padres que nunca me
iban a dar el reconocimiento que tan ardientemente deseaba.
Y, sin embargo, me las arreglé para llegar a los niveles
ejecutivos del mundo de los negocios internacionales y me
convertí en una líder corporativa influyente: conferencista,
consultora, escritora y filántropa..., mi vida me ha
comprobado que lo que tuve fue suficiente. Sobrevivir
en mi familia me proporcionó las habilidades y el
conocimiento interno que guió mi carrera y mi éxito
en la vida. Reafirmé esas cualidades de mi niñez a partir
de tanteos y ensayos, y con la ayuda del Espíritu, y la
de muchos maestros en el peregrinaje de mi vida".*
— **Marylin Tam**, *escritora,* conferencista inspiradora,
Hong Kong

"Di a luz a mi primer bebé tarde en la vida. Había pospuesto empezar una familia para poder establecer mi negocio, y realmente nunca consideré las consecuencias. Después de tres abortos, empecé a creer que tal vez no merecía ser madre ya que egoístamente puse mi carrera antes que tener una familia. Mi marido y yo aceptamos el hecho de que era probable que sólo seríamos los dos. Imagina nuestra sorpresa cuando descubrimos que estaba embarazada de un niño saludable, ¡a la edad de 42 años! Me di cuenta que no tenía nada que ver con merecer ser mamá o no, y que yo merecía este regalo tanto como cualquier otra. ¡Gracias a Dios por los milagros!".
— **Julie Ashton,** directora de reparto, Estados Unidos

"¿Siempre he sabido que era valiosa? No lo sé; mi experiencia es extraña porque siempre he tenido un conflicto extremo al respecto. Pienso que creo que valgo, y me impongo grandes expectativas para perfeccionarme. Luego, cuando no cumplo con este ideal, lo cual ocurre con mucha frecuencia, me siento destrozada y sin valor. Así que eso me mantiene en una constante lucha conmigo misma".
— **Tina Tyrell,** fotógrafa, Estados Unidos

"Para ser verdaderamente libre y crecer tu autoestima, no puedes depender de nadie para tu crecimiento, tu búsqueda de realización o tu felicidad. Elige tratarte con dignidad y avanza hacia el amor pleno, la sabiduría, la libertad y el gozo sabiendo que <u>tú</u> eres tu autoridad".
— **Lilburn Barksdale,** Estados Unidos

Preguntas de tu diario personal

• ¿Te aceptas y te reconoces por lo que eres?

• ¿Qué haces para demostrarte a ti misma que te importas?

• ¿Prestas atención a la calidad de tu vida?

• ¿Te has salido de tu rutina últimamente para probar algo nuevo y emocionante? Si no, ¿por qué?

Afirmaciones de autovalor

S.O.R.T.H.
Sabiduría
Mis cualidades únicas definen mi individualidad.

S.O.R.T.H.
Optimismo
Soy creativa. Creo felicidad.

S.O.R.T.H.
Responsabilidad
Me estoy haciendo cargo de mi futuro,
preparándome y siendo consciente financieramente.
Mi bienestar depende de mí.

S.O.R.T.H.
Tenacidad
Soy parte de la solución.
Soy partidaria de un cambio positivo.

S.O.R.T.H.
Honestidad
Me conozco.
Mi poder personal emana de mi autopercepción.

CAPÍTULO DOCE

Crear la vida que quieres: vivir la vida que creaste

"Tomas tu vida en tus propias manos y ¿qué sucede?
Algo terrible: no hay a quién echarle la culpa".
— **Erica Jong**

¿Llevas la vida que quieres vivir?, o sientes sigilosamente ¿que te "conformaste" con una existencia que te está ofreciendo de lo que mereces, o no es lo que soñaste? A pesar de los avances de la modernidad y de las grandes actualizaciones en el nivel de participación de las mujeres en el proceso de toma de decisiones de la sociedad, muchas de nosotras seguimos siendo arrastradas por la marea de la tradición, aparentemente indefensas (o simplemente no estamos dispuestas) para cambiar enmarañados hábitos y rituales culturales. Tal vez, estamos simplemente esperando pacientemente la oportunidad perfecta de decir lo que pensamos y tomar un rol de liderazgo en la vida.

Si sientes que solamente estás aquí por el paseo, atada a las prioridades ajenas, mientras esperas tu turno —el turno, que estás convencida alguna autoridad superior sin duda te va a proporcionar— reconoce que hoy es el día que creó Dios para ese fin. No lo desperdicies.

Sí, la paciencia es una virtud, y parece que todos los santos de la historia tenían grandes dosis de ella. Pero debes evitar cometer el error de usar la paciencia como excusa para posponerlo. Pregúntate lo siguiente:

- ¿Estás realizando actualmente algunas de tus pasiones?

- ¿Te sientes incluida, conectada y balanceada en tu mundo?, ¿o te sientes continuamente rechazada y distanciada?

- Las tareas y trabajos que realizas, ¿te satisfacen? Si no, ¿por qué sigues desempeñándolos?

- ¿Qué cambios podrías realizar para crear una vida más satisfactoria? ¿Tienes el valor de realizarlos?

- ¿Aceptas los retos de la vida y tratas de vencerlos? ¿o te sientes abrumada por ellos, hasta el punto de rendirte?

No importa cuáles son tus circunstancias en este momento, reconcíliate con la realidad de que *tú desempeñas un papel* en ellas. Aunque parezca difícil, tienes que hacer el esfuerzo de mirar objetivamente las condiciones y resultados de tu vida. Si te sientes deprimida continuamente, y por ejemplo, estás segura que se debe al estado de tu cuenta bancaria, revalúa tu perspectiva. Está claro que la calidad de tu vida *no* depende directamente de tus activos financieros; tiene más que ver con tu habilidad de funcionar con las cartas que tienes en la mano y con tu capacidad de resistencia.

Dicho esto, no hay razón para que no aprendas a ser mejor jugadora de póquer; no tiene nada de malo investigar con más astucia acerca de cómo usar las cartas que te fueron dadas. De nuevo, se trata de responsabilidad e intenciones personales. Estás a cargo de actualizar tus sueños y metas, así que toma medidas conscientes para realizarlas. Y comprende, que la *calidad* de tu vida (o sea, tu satisfacción y felicidad general), también tiene un impacto en la *cantidad* de tu vida.

Para las mujeres, no es suficiente crear una vida satisfactoria nada más para nosotras; aunque repito: el mantra *empieza con nosotras*. Siempre nos ha preocupado el bienestar de nuestras comunidades, hijos, familias y compañeras mujeres. Como estamos orientadas a conectarnos y estamos estructuradas con una necesidad de asociarnos y nutrir, no es extraño que aunque construyamos modelos psicológicos para ayudar a otras mujeres, también estamos considerando el mayor bienestar para la sociedad en general. Me refiero a un precepto básico de psicología feminista que sugiere, que el crecimiento y la sanación personal deberían acompañarse por el activismo para provocar un cambio social.

Aunque tienes valor, ya sea que estés consciente de ello o no, crear y actualizar la vida que quieres vivir requiere de esfuerzo e iniciativa de tu parte. Tus acciones, intenciones y conductas tienen un impacto significativo en la forma en que tú *experimentas* tu propio valor... y, finalmente, también en tu calidad de vida.

Evita generalizar demasiado

¿Sabías que el dolor de ser rechazado siempre surge de generalizar demasiado, o de decidir ilógicamente que algo desagradable que te sucedió va a volver a suceder una y otra vez? Este patrón no se va a repetir a menos que tú *hagas* que eso suceda. ¿Has oído alguna vez sobre las profecías que se cumplen?

Generalizar demasiado es una pérdida de tu precioso tiempo. También es muy importante evitar que llegues a colocar una etiqueta negativa no sólo al evento decepcionante, sino también a ti misma. En el lenguaje de la psicología tal respuesta la llamamos: *distorsión cognitiva* término que es esencialmente usado para describir un patrón de pensamiento deficiente.

Redefine tus pensamientos apegándote a lo que sabes con certeza. Motívate con afirmaciones positivas cuando la vida te hace una mala jugada, y considera la lección difícil como una oportunidad para crecer. Por ejemplo, prueba: "Aunque los jefes le ofrecieron el ascenso que yo quería a otra persona, estoy lista para que me ocurra. Estoy dispuesta a ser aún más productiva para obtener el próximo". O "aunque soy sensible a los asuntos financieros, no tengo que culparme cada vez que mi marido y yo discutimos por dinero. Ambos compartimos la responsabilidad de nuestro estatus financiero y yo soy un socio equitativo. No soy una víctima".

Cambiar el pasado es imposible; pero reconocerlo y aprender de él no sólo es posible: es productivo y saludable, y te ayuda a avanzar. Crea la vida que quieres siendo tu propia jardinera, productora, libretista, directora y narradora. Cuanta más atención le prestes a una creencia, sueño o meta, más energía tendrá. Tu atención e intenciones pueden establecer energía positiva o negativa, así que haz lo posible para crear la primera.

Tus intenciones de vivir una vida maravillosa y satisfactoria incluyen activar tus talentos y pasiones, engendrando tu sentido de posibilidad, estableciendo tu independencia, afirmando tu fe y construyendo tus fortalezas. ¡Así se hace!

Asegúrate de:

- Ser honesta con las circunstancias en la vida.
  Habla tu verdad y "cuéntala tal cual es".

- Recuerda que un evento es sólo un evento.
  No generalices pensando que sólo porque algo desagradable sucedió alguna vez, está destinado a repetirse.

- Crea la vida que deseas visualizando tus metas, y luego toma las medidas apropiadas para lograrlas.

Haz conexiones y crea oportunidades

Aunque esta es *tu* historia, no tienes que vivirla sola. Por naturaleza, las mujeres somos criaturas sociales; y en estos días más y más de nosotras salimos a buscarnos para formar conexiones sociales mutuamente beneficiosas. Muchas de nosotras ya lo hemos hecho, formando o uniéndonos a clubs de lectura (hay versiones tanto en persona como en línea), grupos de donaciones caritativas, o grupos para llevar a jugar a los niños cuando los tienes en casa. Aquellas de nosotras que somos empresarias podemos conectarnos entrando al Club Rotario o a la Cámara de Comercio de la localidad.

Estudios recientes nos demuestran que las mujeres estamos agrupándonos en redes sociales en línea, en grupos grandes, para conseguir contactos de negocios, conectarnos con colegas, estar en contacto con parientes y amigos, comercializar nuestros productos y descansar de las responsabilidades de los hijos y otras exigencias de nuestro tiempo, para disfrutar de las relaciones con adultos afines. Estamos creando las vidas que queremos usando todos los recursos a nuestro alcance.

Si todavía no has descubierto estos sorprendentes foros de redes, aventúrate en el Internet e investígalas:

- www.Blogher.com
- www.Shespeaks.com
- www.wholewoman.com
- www.iVillage.com
- www.DivineCaroline.com
- www.girlfriendscafe.com
- www.womenentrepreneur.com

Mientras aprendes a hacerte cargo de tus experiencias de una vida feliz y satisfactoria, te darás cuenta que no hay escasez de herramientas útiles en tu caja personal de herramientas, incluyendo la oportunidad: *sólo debes buscarlas*. Hay suficiente éxito para repartir. Tu vida feliz no depende de las acciones de otros, aunque obviamente las adviertes. Recuerda que *tu* experiencia de felicidad empieza en *tu propia mente*. Obtendrás experiencias satisfactorias siendo productiva y determinada, así como proyectando la posibilidad y la realidad de tu existencia.

Cuando encuentres la manera de apagar tu filtro mental, el que tiende a escoger los eventos negativos para enfocarse en ellos, podrás percibir tus experiencias de una mejor manera sin anexarles distorsiones cognitivas. En este mismo momento, estás creando la vida que deseas. Ya que eres una persona asombrosamente creativa, deberías estar usando *todos* los colores de tu arco iris ya sea que estés en un grupo de personas afines o pasando tiempo a solas:

Observa las cosas con todos sus colores, variaciones y posibilidades. Evita las ideas de blanco o negro, o todo o nada. Observa todas las variables.

Comprende que no todas las experiencias son tan fáciles. Obviamente, algunas veces vas a sufrir penas y dolor, y habrá desengaños y arrepentimientos. Pero, más que desarrollar un caso sólido para los fracasos crónicos y recurrentes, o establecer una serie de reglas basadas solamente en tus experiencias difíciles, usa las adversidades con las que te has enfrentado para fortalecerte, ser más feliz, mejorar, estar más en armonía, ser más consciente y estar más en paz. Existe un dicho que dice que "Dios no nos da una cruz más grande de la que podamos cargar". Créelo.

No ignores ni descartes las experiencias positivas en tu vida. ¡Asume tu autoría al respecto!

Reúne los hechos antes de sacar conclusiones precipitadas.

Resiste la urgencia de convertir tus experiencias en catástrofes, y no minimices, exageres ni magnifiques la importancia de las cosas en tu vida. Aunque puede ser un reto, trata de ser objetiva.

Ten especial cuidado con todos los *debo, tengo que, debiera* y *no debiera* que te impones. La culpa no es un motivador positivo; eventualmente, te corroe, te enoja y te pone a la defensiva. Además, en la mayoría de los casos, probablemente no tengas nada de qué sentirte culpable.

Aboga por los demás... y por ti misma

Las carreras y las finanzas son aspectos importantes que creas en la vida, pero no ocurren espontáneamente: se requiere tu toque mágico. Afortunadamente, tú y millones de tus amigas se han involucrado profundamente en esta área. Las últimas tendencias demuestran que más que optar por salirse de la fuerza de trabajo para criar familias, más y más de nosotras hemos optado por regresar, o de hecho, en realidad nunca nos salimos.

Las familias con dos profesiones están aumentando. Mientras que un aumento en el costo de la vida y una economía tambaleante contribuyen, tal auge en la fuerza de trabajo también refleja un cambio en la marea para las mujeres en general: queremos crecer, tener nuestra parte, ser independientes y prosperar.

Para muchas de nosotras, seguir y disfrutar una vocación fuera de casa es un factor que contribuye a una vida satisfactoria. Queremos ser positivas, productivas, con vidas realizadas..., y ya no queremos estar esperando que alguien más nos lo proporcione.

Desdichadamente, todavía queda una brecha significativa entre las demandas de trabajo y la casa; y esta brecha es más profunda para las mujeres que ganan salarios bajos o medianos. Hoy en día, esto es especialmente cierto: las familias pobres y de clase media están entrando en la recesión actual, en circunstancias inciertas. Un reporte reciente de una de las mayores fuentes de noticias afirma que aunque los ingresos de las familias de clase media media han aumentado en un 1.3 por ciento, y las familias de clase baja se han *reducido* en un 2.5 por ciento desde 1990.

No hace falta decir que nuestras hermanas en estos estratos económicos, frecuentemente tienen recursos exiguos para el cuidado de los niños, y no tienen la oportunidad de recibir atención médica ni prestaciones de jubilación. Claramente, es más difícil que las mujeres de escasos recursos puedan crear las vidas que soñaron. Aunque no es imposible que triunfen a pesar de todas las probabilidades que se acumulan en su contra, y que venzan sus enormes obstáculos ciertamente, podrían recibir un poco de ayuda. Y aquí es donde el poder y la contribución de las mujeres que han podido cruzar la brecha se vuelve especialmente crítico.

Tú y la mayoría de las mujeres que conoces, probablemente dirán que han tenido grandes oportunidades de triunfar, de tener educación y un gran apoyo de la familia y amigos. Puedes afirmar enfáticamente que nunca te has sentido marginada o restringida simplemente por ser mujer, que te educaron para saber que tienes el potencial de ser feliz, exitosa y de realizarte en cualquier área de la vida que escojas.

Pero la realidad es que las mujeres en general estamos quedándonos atrás en multitud de umbrales importantes para desarrollarnos y liberarnos en la vida. En algunos países y culturas alrededor del globo, las mujeres tienen pocas opciones de lograr un estatus de igualdad. ¿Qué podemos hacer el resto de nosotras para ayudarlas a aumentar sus oportunidades? Podemos abogar por su causa.

Aquellas de ustedes que han logrado cierta estabilidad, que han conseguido el éxito en su educación y poseen una carrera que cubre sus necesidades, y que tienen la energía y recursos para dar y compartir, pueden ser los agentes de cambio. Pueden abogar por sus compañeras mujeres que luchan para lograr estas metas, ayudándolas a forjar las conexiones necesarias para construir sus propios puentes. ¿Cómo? Prueba estas sugerencias y agrega algunas propias:

- Comparte tu conocimiento y confía en tus instintos.

- Crea soluciones de cambio para las mujeres y niñas a tu alrededor que están luchando por lograr la independencia y realizarse.

- Sigue pensando creativamente y desecha las limitaciones obsoletas.

- Contribuye con un fondo que ayude a capacitar y a enseñar a las mujeres cómo maximizar sus recursos.

Las psicólogas feministas buscan no sólo sanar a la mujer individualmente, ofreciéndoles apoyo y validez a los sentimientos y necesidades específicos y únicos de sus clientes, también están seriamente dedicadas a presionar para que los cambios sociales requeridos para mejorar las cosas, incluyan y representen a las mujeres en el diálogo convencional de la vida. Finalmente, esto sirve a *toda* la humanidad.

Dentro de sus departamentos, la Asociación Americana de Psicología incluye la División 35: la Sociedad para la Psicología de la Mujer. Esta es una base organizacional para feministas (incluye mujere**s** *y* hombres) interesadas en la psicología de la mujer. Aunque los miembros ciertamente apoyan la investigación y la educación feminista, también abogan porque la mujer *tome medidas* para auspiciar nuevas políticas públicas que fomenten el estatus y la igualdad femenina en el esquema global de vida, acciones que finalmente van a engendrar justicia social para todos. Hablando de la *Madre Naturaleza...*

La psicoanalista feminista vanguardista Karen Horney, quien ocupa un lugar prominente en los anales de la psicología, escribió extensamente acerca de la importancia de la comprensión de la conducta y cognición femenina. Ella se enfocó en la *estructura de carácter actual,* un término empleado para describir un sistema de rasgos en su mayoría permanentes y motivadores, que determinan la forma en que un individuo se relaciona con los demás y reacciona ante varios estímulos, en lugar de ahondar demasiado en el desarrollo temprano de la personalidad de ese individuo. Este enfoque sigue teniendo una influencia significativa en las teorías psicológicas de hoy. Sin embargo, Horney también enfatizó que es imperativo que las que podamos hacerlo, ejerzamos presión para cambiar las reglas sociales disfuncionales y los rituales antiguos que para empezar, han encadenado a las mujeres a una perspectiva desequilibrada.

Básicamente, tus prioridades son: resolver cómo satisfacer tus necesidades y vivir la vida que concibes para ti. Esto, a su vez, activará tu valentía para unirte al diálogo público, que es la plataforma en la debes confiar, pues es necesario unirte a los foros públicos para pavimentar mejores caminos, más seguros y más equitativos, tanto para tus hijas como para tus compañeras mujeres.

Por cierto, no dejes que te atemorice la idea de hacer públicas tus opiniones. Probablemente, no querrás unirte a las huelgas, postularte para un cargo, o ser voluntaria en una campaña, pero votando, puedes dar a conocer tus sentimientos. También puedes escribir cartas a tus senadores y representantes locales y nacionales. Créeme, te llenas de energía cuando sientes pasión por tus creencias. Te vas a sorprender de cuán elocuente puede ser tu voz.

Además:

— Trasciende los márgenes y restricciones que puedan transgredir tu habilidad de disfrutar una vida abundante y satisfactoria, buscando personas con tus mismas ideas. Por ejemplo, únete al consejo municipal, a la asociación de padres y maestros de la escuela local, o a un fondo de inversión para mujeres.

— Haz un esfuerzo por comprender las causas para las cuales los abogados feministas han estado ejerciendo presión para desterrar la violencia contra las mujeres, promover igualdad en los salarios, afirmar los derechos individuales, enjuiciar a violadores, y la lista sigue. Dale un vistazo a la revista *Ms.*, o visita su versión en línea en **www.msmagazine. com**. Otra fuente de información es: **www.ifeminists.com**, y **www.apa.org/divisions/div35**. Involúcrate en conocer la *verdad* sobre los retos de las mujeres.

— Comprende que una perspectiva feminista es la que contiene la *igualdad* para todas las niñas y mujeres, junto con los niños y hombres. No se trata de denigrar a nuestras contrapartes masculinas, si no de la muy necesaria *liberación* y celebración de la feminidad.

— Y no puedes olvidarte de abogar por ti misma: porque si no lo haces, puedes sentirte ignorada e invisible; o aún peor: víctima o marginada.

Un incidente particularmente desagradable en mi vida me enseñó esta última lección. Un hombre que conocía me dijo, y lo cito: "Nunca vas a ser más que una secretaria". Primero que nada, debemos saber que *no tiene nada de malo ser una secretaria.* La mayoría de los profesionales de hoy, no importa el género, están totalmente agradecidos con sus asistentes y, para ser franca, estarían casi perdidos sin ellos. Esta fue mi profesión durante muchos años y me sirvió de mucho.

Sin embargo, en el momento en que recibí ese comentario sarcástico (cuya intención no era un cumplido), lo sentí como si hubiera sido condenada por el crimen de la incompetencia. Este tipo quería algo que no tenía intención de darle: *sexo.* ¡Qué sorpresa! No le gustaba ser rechazado, así que empezó a enarbolar su machismo con la bandera de: "Soy más listo y más importante que tú". Trató de aplicar dolor emocional para controlarme o castigarme por rechazarlo.

Su intento funcionó por un tiempo. Me sentía herida psicológicamente, intención del dueño de la boca que hizo ese comentario. Desgraciadamente, entonces tenía muy bajas reservas de la autoestima que me hubiera ayudado a responder con un irascible: "Vete al diablo, pedazo de engreído", o algo así. Consecuentemente, sentí la punzada de ese comentario en mi corazón durante años. Era como una nube de tormenta que bloqueaba el cielo de un brillante y soleado día. Pero, eventualmente, el cielo volvió a brillar para mí.

Hay un lugar dentro de ti que sabe, indiscutiblemente, que eres un asombroso ser humano con potencial ilimitado. Cuando dejas que las opiniones de otros eclipsen las tuyas es fácil ceder al criticismo y a los desprecios. Pero cuando permites responder a tu voz interior y te enraízas en el conocimiento de que tienes derecho de estar aquí, que tienes la habilidad de ser tu propia persona, empiezas a abogar por ti misma.

Una vez que empecé a ser mi propia campeona, tomé responsabilidad de defenderme y crear la vida que quería: no fui más la presa fácil de tales guerras psicológicas. ¡Puf!, la nube de tormenta se fue. ¿Qué lección podemos aprender aquí? *No dejes que otra persona tenga poder sobre tus emociones y tu situación.* Busca tu consejero interior y escucha lo que te dice. Sabrás lo que te hace fuerte. Para muchas de ustedes, ésta será una verdadera experiencia religiosa.

También puedes:

- Aprender a manejar tus emociones: establece tu centro y tu ancla emocional.

- Defenderte a ti misma expresando *la verdad* ante el poder.

- Incentivar la fuente de tu propio poder manteniendo un concepto de ti misma positivo y un inviolable sentido de autovalor, no importando lo que puedan decirte los vampiros de energía y enemigos de la felicidad.

Depende de ti

Finalmente, crear la vida que quieres significa que debes

conciliarte con el hecho de que *nadie va a venir a salvarte.* No importa lo que tus padres hicieron o dejaron de hacer, o lo que otros han hecho o no, realmente tú *debes* hacerte cargo. Puedes pretender que no lo sabes; puedes seguir esperando a que un príncipe azul se haga cargo; y puedes vivir en la negación de cuánto te ha impactado o de lo que te ha dejado de impactar. Pero, verdaderamente, debes ir al grano y aceptar la verdad. Cuando hablas contigo misma honestamente, puedes hacer una estimación bastante buena de cómo te está yendo.

Si tu vida no se está materializando fácil o exitosamente como te gustaría, realiza cambios. Y aunque no puedes esperar a que alguien más resuelva tus problemas por ti... *puedes* buscar refuerzos. Busca un buen amigo y confidente con quien compartir tus tribulaciones, o identifica a un consejero o especialista con conocimiento del área de la vida que te está dando problemas, y pídele consejo. Y entonces, ya armada con información y más confianza, enfrenta el reto. Cuando haces el trabajo, vences los obstáculos. Tan sólo el acto de contar tu historia honestamente, de ser auténtica y verdadera contigo misma, es la cimentación del diseño de vida básico que quieres crear y vivir gozosamente.

Nunca ignores tus sentimientos, deseos, esperanzas y sueños. Son legítimos *y* valiosos, así que ve tras ellos. Tu vida, ésta de la que estás consciente, es la única que tienes. *Empieza a usarla antes de que la pierdas.* Como no puedes volver el tiempo atrás, empieza a crear la vida que quieres en este momento, sintonizándote con lo que estás viviendo en el presente.

Toma unos minutos para leer las siguientes preguntas:

1. ¿Qué área de tu vida te satisface más?

   • Familia o compañero.
   • Carrera y finanzas.
   • Logros.
   • Diversiones y pasatiempos.
   • Caridad y donaciones.

2. ¿Cuáles áreas de tu vida sientes que no has llegado a alcanzar en tus esperanzas y sueños?

   • Familia o compañero.
   • Carrera y finanzas.
   • Logros.
   • Diversiones y pasatiempos.
   • Caridad y donaciones.

3. ¿Qué interfiere en tu camino para apreciar la vida que tienes y crear más gozo para ti misma?

   • Decepción.
   • Arrepentimientos.
   • Control y asuntos de abuso.
   • Desamparo.
   • Desconfianza.

4. ¿Cómo puedes realizar cambios que te hagan más feliz en esas áreas de tu vida?

   • Toma medidas positivas.
   • Asume responsabilidad.
   • Ten fe en ti misma.

- Busca ayuda profesional.
- Revalúa tus metas.

Ahora, regresa y haz lo siguiente en tu diario personal: escribe una lista de tus respuestas a los números 1 y 2, contesta la pregunta 3 y luego, aplica tus respuestas a la pregunta 4, a tus respuestas anteriores.

Recuerda que hay un valor en el proceso. Mantén la mirada en la recompensa y comprende que tu vida es la realización de tu *propio*, y excepcionalmente *valioso*, plan del juego. Y finalmente, toma lo que tienes para afrontar el aquí y ahora, y haz que funcione para ti.

Tareas personales

- Fortalece tu resolución y usa tu fuerza de voluntad. Para poder disfrutar un progreso vocacional justo y equitativo, vas a necesitarlas.

- Prepárate para aceptar el reto frente a ti. Cree en tus habilidades.

- Haz una elección personal de vivir una vida realizada. Tu autenticidad es lo que ayuda a construir tu valor propio y estima.

- Motívate. Crear una vida que sea satisfactoria y vital requiere que perseveres, aún cuando las adversidades parecieran haberse acumulado contra ti. Permanece dispuesta a aprender tus lecciones de vida, no importa qué tan difíciles sean, de modo que puedas crecer.

Sabiduría de tus semejantes

*"Ya que históricamente los hombres han mantenido la
mayoría de las posiciones de poder, el valor percibido de una
mujer ha sido otorgado, por así decirlo, por la aprobación de
un hombre (como en el título de 'señora de'). Esto todavía
continúa, aunque en menor grado hoy que en el pasado.
No obstante, los hombres han sido víctimas de sus propios y
egocéntricos puntos de vista, (hoy personificados comúnmente
como normas de sociedad y roles de género aprobados), al
negar las características 'femeninas' en su interior. Creo que
el verdadero valor de la mujer va a ser reconocido cuando los
hombres ya no sientan la necesidad de negar su parte que
actualmente les hace cuestionar su virilidad, y la pregunta se
transformará en: '¿Qué hace a una <u>persona</u> valiosa?'".*
— **Rima Mason**, Estados Unidos

*"Como hija de la época del movimiento por los derechos
civiles en Estados Unidos, mis padres me enseñaron que tenía
valor como persona, lo cual no disminuía ni por género ni por
color. Esta es, tal vez, mi más grande lección de vida. Cuando
entré a mi profesión, no me desanimé por la falta de modelos
ejemplares femeninos. Tenía una actitud positiva y trabajaba
duro para sobresalir porque sabía que podía. Mi trabajo
duro me ha traído muchos gozos y recompensas. A menudo,
soy la primera mujer negra arquitecta que la gente conoce o
contrata. Muchos hombres, a lo largo de mi carrera, me han
preguntado acerca de mi experiencia con el 'doble desafío' de
ser negra y mujer en una profesión dominada por hombres
blancos. No había pensado en eso; naturalmente, ¡no tanto*

*como ellos! Supongo, reflexionando ahora, que yo
encontraba mis circunstancias tanto sorprendentes como
poderosas. He sido bendecida como mujer. Y les estoy
transmitiendo a mis hijos estas lecciones".*
— **Karen Duncan Bonner,** Estados Unidos

*"Siempre fui buena en los deportes; y cuando escogían
los equipos en la escuela a mí siempre me escogían primero.
Más importante aún, siempre sentí que era lista y agradable...
Creía que siempre brillaría. Este es un ejemplo perfecto
de cómo estamos condicionadas a pensar que
nuestras proezas nos definen".*
— **Shelli A.,** madre y filántropa, Estados Unidos

*"Yo les diría a los jóvenes de hoy que respetaran
a una mujer por su sexualidad y su feminidad, y que
aceptaran estos aspectos de ella, así como su dignidad,
privacidad personal y libertad de elección".*
— **Eva K.,** psicóloga, Austria

*"Quiero que mi hijo sepa que las mujeres deben ser
consideradas como compañeras equivalentes, y apreciadas
por aportar un conjunto de habilidades diferentes, pero
igualmente importantes, que las de los hombres. Por lo que
respecta a mi hija, quiero que sepa que puede ser lo que ella
quiera; que ninguna profesión ni carrera debe estar fuera de*

su alcance; y que su trabajo en la misma profesión que
un varón debe ser igualmente compensado".
— **Gahl Burt,** voluntaria, Estados Unidos

Preguntas de tu diario personal

- ¿Qué estás haciendo para crear y vivir la vida que quieres?
- ¿Estás satisfecha con la dirección que estás tomando? Si no, ¿qué cambios realizarías?
- ¿Cómo puedes fortalecer tu centro interno?
- ¿Podrías hacer algo más para manejar tus expectativas?

Afirmaciones de autovalor

S.O.R.T.H.

Sabiduría

Aprendo de mis errores y los
uso como una oportunidad para crecer.

S.O.R.T.H.

Optimismo

Dedico mi intención a hacer lo que escojo.
Actúo con confianza.

S.O.R.T.H.

Responsabilidad

Expreso la verdad al poder y desafío estereotipos obsoletos.

S.O.R.T.H.

Tenacidad

Nunca me doy por vencida en mis sueños.
Establezco mis metas y las sigo.

S.O.R.T.H.

Honestidad

Descubrí mi voz y estoy creando mi propia narrativa.

CAPÍTULO TRECE

Guiar el futuro: compartir lo que sabes

*"Dar ejemplo no es la forma más importante
de influenciar a los demás; es la única".*
— **Albert Einstein**

Ya sea que personalmente sientas que te atraen los asuntos de autovalor o no —aunque estés perfectamente satisfecha y realizada, y disfrutando una vida segura, libre, saludable y financieramente asegurada— comprende que tu experiencia no es omnipresente. En todo el mundo, millones de nuestras hermanas todavía luchan en contra de una cosmovisión, que en esencia equivale a un sistema de castas, relegándolas a los niveles más bajos, lo cual las coloca en desventaja en múltiples áreas de la vida. En estos casos, el sentido de valor de la mujer se encuentra en un estado crítico.

¿Qué *puedes* hacer para ayudar? El primer paso es reconocer que las desigualdades de género son endémicas en ciertas sociedades, por ejemplo: niñas-novias, mutilación genital de la mujer, tráfico de sexo, violencia contra las mujeres, etcétera. El siguiente paso es aumentar la conciencia: denunciar y exponer la mentira, y desafiar el mal uso del poder.

Reflexiona en los siguientes cambios significativos que se han realizado para rectificar algunas desigualdades hacia las mujeres en el mundo:

- Se están construyendo escuelas para niñas en zonas rurales de Paquistán y Afganistán, donde antes existían muy pocas.

- Algunas comunidades que acostumbraban a apoyar la circuncisión femenina empiezan a abogar en su contra.

- Las mujeres tienen mucho más acceso que antes a escoger sus carreras y tener posiciones de poder.

Habiendo dicho eso, vemos claramente que hace falta más desarrollo para la mujer. Mientras lees esta página, por ejemplo, mujeres de naciones en desarrollo están sufriendo la parte más dura de estas desigualdades: 70 por ciento de 1.5 mil millones de personas que viven con un dólar al día (o menos) son mujeres. Está claro que sus perspectivas inmediatas son frágiles y limitadas. Debemos hacer algo *ahora* si queremos crear un impacto. ¿Cómo podemos agilizar este proceso?

Un llamado a la acción

Un componente crítico para el cambio reside en el interior de tus propias hijas y en las otras mujeres jóvenes que conoces. La manera de expresar tu autovalor, así como la manera en que lo reconoces en otras, va a tener un enorme impacto.

Con eso en mente, ¿cuáles son las cosas más importantes que te gustaría que tus hijas, parientes femeninas y amigas conocieran acerca de ser una mujer? Espero que tu lista incluya:

- Independencia
- Responsabilidad
- Respeto propio
- Habilidades comerciables
- Estabilidad económica
- Libertad
- Compasión
- Fe
- Habilidades para educar niños
- Creatividad
- Ingenuidad
- Igualdad
- Autopreservación
- Autoridad

La visión general es que las mujeres han logrado mucho y continuamente están obteniendo acceso, voz y poder. Sin embargo, si examinamos con mayor detenimiento, las estadísticas que cubren el estatus actual de las mujeres y niños, en especial las niñas, cuentan una historia diferente que no es tan flamante y optimista. Las mujeres, desproporcionadamente, están plagadas por la violencia; de hecho, casi el 50 por ciento de todas las agresiones sexuales en el mundo son perpetradas en niñas de 15 años o menos. Y, aproximadamente un tercio de las mujeres estadounidenses —31 por ciento— reportan haber sido abusadas, física o sexualmente por un novio o marido en algún momento de sus vidas. Los expertos, no obstante, piensan que este número es sólo la punta del iceberg, ya que solo una fracción de estas mujeres acude a un refugio o reporta el abuso.

Tristemente, en áreas en las que se reconoce el cambio de estatus, como la educación, las mujeres aún se encuentran rezagadas. A pesar del hecho de que con cada año de educación aumentan los salarios individuales para las mujeres (y hombres) con un promedio mundial de 10 por ciento, de los 121 millones de niños en edad de primaria que no van a la escuela, 65 millones son niñas. Y dos tercios de los 862 millones de analfabetos en el mundo son mujeres. Aunque esta letanía de estadísticas puede abrumarte, esfuérzate en asimilarlas porque aun en las sociedades donde las mujeres tienen fácil acceso a la educación superior, el poder de la voz de la mujer continúa siendo subyugado, marginado, restringido o silenciado.

¿Cómo puedes ayudarlas? Personalmente, ¿entiendes las áreas de cambio de estatus en *tu* vida? ¿Has encontrado y usas tu voz? ¿Has desarrollado un *heurístico,* un método o proceso que te funciona, para buscar una vida armoniosa y satisfactoria? ¿Cómo vas a compartir lo que has aprendido con las mujeres jóvenes a tu alrededor para ayudarlas a lograr las metas que se han propuesto? En muchos casos, estas metas sólo pueden lograrse cuando hay recursos contra abusadores físicos y sexuales; salarios equivalentes en trabajos equivalentes; un balance equitativo de poder; una voz más sonora, más significativa en el diálogo político y un asiento de poder en la sala de juntas de una corporación.

Si esto te suena como un llamado a la acción, entiendes a lo que me refiero. *Actúa. Habla. Guía.* Ahora que las mujeres de todo el mundo reclaman más y más una parte adecuada de lo bueno de la vida, es vital que al mismo tiempo enseñes nuevos valores a tus adolescentes y jóvenes con quien te relacionas. Estás portando la antorcha, eres un modelo, un ejemplo y un mentor invaluable y esencial para las generaciones futuras. Así que exige respeto y valórate. Demuestra —con tus palabras y acciones— que las mujeres y las niñas son igualmente vitales, valiosas y capaces. Y comparte lo que sabes con una niña o niño pequeño: patrocina un niño a través de Big Brothers Big Sisters (la organización voluntaria de tutoría más grande en los Estados Unidos), o sé la guía para un niño necesitado.

Cuando era niña, mi mamá me inscribió en el Camp Fire de niñas (una organización sin lucro enfocada en construir autoestima y carácter). Actualmente, la organización incluye tanto niños *como* niñas y se llama Camp Fire USA; pero en aquel entonces, era un programa enriquecedor orientado al servicio y sólo para niñas. Mi membresía en este club era una parte muy importante de mi vida social como joven, de la que resultaron algunas de las memorias más preciadas. Tuve la oportunidad de relacionarme con mujeres adultas aparte de mi mamá y mis tías, y estas mujeres se convirtieron en mis modelos a seguir.

Me enseñaron a apreciar la naturaleza y a disfrutar del maravilloso aire libre, y además aprendí sobre el mundo en que vivía. Nos enseñaron, a mis compañeras y a mí, de acuerdo a nuestra edad, a mantenernos libres de riesgos y a estar conscientes de nuestro entorno. En una edad muy temprana, tuve la oportunidad de ir a un campamento diurno (y uno como interna una vez al año) y así aprendí el valor de la generosidad, la importancia del respeto mutuo y la responsabilidad del servicio comunitario. Nunca olvidaré las fogatas en la noche asando malvaviscos, y las canciones que entonábamos; ni olvidaré las visitas a las casas de ancianos para cantar villancicos durante las fiestas, o las pequeñas decoraciones que hacíamos para las bandejas de comida del hospital local. Los consejeros del campamento y los líderes de grupo fueron mis mentores y mis héroes, y los recuerdo a todos con cariño.

Grupos de jóvenes como los Camp Fire USA, Girl Scouts y Boy Scouts son de muchas formas un beneficio para la sociedad. Abren puertas a lugares que los niños de otra manera no tendrían ni la habilidad, ni tal vez la imaginación de asistir. Tales organizaciones pueden ayudar a desarrollar confianza y espíritu comunitario, algo que los jóvenes de hoy necesitan más que nunca.

Es de suma importancia que pongas particular atención a los mensajes que das a tus hijos sobre las mujeres. Rechaza los estereotipos típicos de debilidad y en su lugar, enseña fuerza, valor, habilidad y poder. La forma en que actúas en todas las áreas de tu vida envía poderosos mensajes a esos adorables pequeños que hoy llenan las guarderías en los hospitales y preescolares…; esas esponjitas que engullen las raciones que la sociedad les da. Eres un conducto transmisor de mensajes que pueden ser buenos o malos; extremos o moderados; anticuados o contemporáneos; flexibles o rígidos, multidimensionales o de mente cerrada; misóginos, feministas, humanistas, individualistas o colectivistas, etcétera, etc. Te guste o no, *eres un modelo a seguir.*

La investigación demuestra que los padres son propensos a favorecer en sus pequeños actividades propias de su género. ¿Qué significa esto exactamente? Significa que puedes presentar una perspectiva *balanceada* de las actividades, o uno *de mente cerrada*. Rosa o azul; doctor, científico, constructor, princesa, maestra, enfermera, secretaria, bombero, astronauta o piloto; tales actitudes de modelos de género (y de hecho, tus expectativas como padre o madre), tienen una conexión directa con el conformismo de tus hijos a tales roles y finalmente, con su autoestima.

Por favor, no dudes que tú y yo intervenimos en la manera en que crecen los niños, cómo se percibe a la mujer como género y cómo se escribe la historia. La idea de guiar el futuro es una tarea intimidante..., pero no la evites, ya que es inconcebiblemente importante.

En esencia, tus palabras, conductas y acciones están cimentando la base arquitectónica de lo que harán los niños de hoy cuando sean los adultos de mañana, cuya empresa va a ser dirigir el mundo. ¿Lo manejarán de manera más respetuosa con las mujeres? Cuando estén a cargo, ¿experimentarán las mujeres más libertad, más empoderamiento y más igualdad? o ¿van a usar sus posiciones de poder para perpetuar estereotipos falaces, rituales culturales anticuados y discriminación de género? Vas a tener que empezar con esta educación balanceada inmediatamente, porque los estudios demuestran que los niños presentan conductas de género estereotipadas y preferencias desde la temprana edad de 18 a 24 meses. *Cuchi-cuchi-cu...*

Vive mucho tiempo y con prosperidad

Como puedes ver, tu responsabilidad de reconocer y tomar posesión de tu autovalor es mucho más que un ejercicio personal de sanación. Es una señal de alerta para ayudar a generaciones futuras a entender la importancia y la legitimidad de su *propio* valor, y para verse a sí mismas como líderes, estrategas y protagonistas en el juego de la vida. Realizar esta responsabilidad significa que tienes que llevar a otro nivel tu tendencia a realizar multitareas. En la actualidad, tú y las generaciones venideras de mujeres van a asumir *aún más* responsabilidades de las que tienen hoy.

Además de lidiar con ser guías del futuro, la mayoría de nosotras va a estar cuidando a nuestros padres, quienes forman una población envejecida que va en aumento. Con los avances tecnológicos y la atención médica, nos estamos dirigiendo con rapidez hacia un mundo donde los setentones tendrán que cuidar a sus padres nonagenarios, siendo la mayoría de ellos mujeres. Yo encajo en este grupo, ya que sólo tengo 21 años más que mi hija mayor. Esa eventualidad presagia ser una experiencia de *humildad,* estoy segura. Pero, podemos prepararnos para el futuro asumiendo la responsabilidad.

Como grupo que puede vivir más que nuestros predecesores, aunque posiblemente con más enfermedades crónicas, nuestra generación precisa que nuestros jóvenes líderes tomen nota y empiecen a planificar para esta eventualidad. ¿Están los jóvenes de hoy preparados para esta responsabilidad? En una sola palabra, no. Sus padres tampoco estamos listos, aunque estamos aceptando la tarea en bandadas.

Una encuesta realizada por la Asociación Americana de Personas Retiradas (AARP por sus siglas en inglés) en 2004 afirmaba que 44 millones de estadounidenses (21 por ciento de la población), están al cuidado en la actualidad de algún miembro adulto de la familia o de algún amigo. Y ahora que aproximadamente 78 millones de personas nacidas en la posguerra se aproximan a la edad del retiro, estos números van a aumentar. La economía actual hace que esta situación de vida relativa a varias generaciones sea aún más difícil.

Es irónico que nuestro sistema de atención médica nos ayude y al mismo tiempo nos perjudique. Aunque se han prolongado muchas vidas, a través de las investigaciones, medicamentos nuevos y tratamientos, el sistema de atención médica es deficiente en el tratamiento de enfermedades crónicas que a menudo se presentan con la edad. La atención médica de hoy ni siquiera está cerca de cubrir la última cuarta parte de la vida, que junto con las preocupaciones sobre la seguridad global y nacional va a ser uno de los tópicos más sobresalientes en el futuro cercano. Participa de este diálogo, ya que de una manera u otra, tanto la atención médica como la falta de ella, te afectan a ti y a tu familia.

Asegúrate de estar preparada para una larga y saludable vida:

- Compra seguro médico y mantenlo al día.
- Establece una cuenta de retiro cuando tengas 20 años y déjala aumentar.
- Sé consciente de que puedes necesitar ayudar para cuidar a tus padres cuando sean ancianos.
- Entiende que puedes llegar a necesitar que tus hijos te cuiden.

Impacto e influencia

Gracias a la magnitud de nuestra población total, no debería ser difícil que las mujeres tuviéramos un impacto importante en la sociedad: nuestro género forma aproximadamente el 50 por ciento de la población y la fuerza de trabajo. Sin embargo, nuestra influencia en la sociedad y nuestro impacto en las reglas que regulan las conductas y hábitos sociales, no han alcanzado los niveles que se esperaría de un grupo de ese tamaño. Hasta 2007 casi el 84 por ciento de los miembros del Congreso de los Estados Unidos todavía eran hombres; el 82 por ciento de los gobernadores eran hombres y el 90 por ciento de los puestos más altos en los negocios, los que ejercen el máximo poder, estaban ocupados por hombres.

Con todo y la exageración acerca de los adelantos en los derechos humanos, los derechos de igualdad y superioridad global, la triste realidad es que Estados Unidos ocupa internacionalmente el puesto número 67 en el liderazgo político de las mujeres después de Afganistán y Cuba. ¿Cómo es eso posible? Es el resultado de una resistencia al cambio persistente y fuerte, junto con un esquema profundamente enraizado de lo que se *supone* que las mujeres deben hacer, pensar y ser. Recuerda que el mundo en general cree que la *masculinidad es sinónimo de autoridad.* Y, que el subyacente y enormemente poderoso ideal cultural para las mujeres en Estados Unidos permanece atrapado en valores puritanos anticuados, valores protestantes severos que tienden a vernos como esposas, madres, ayudantes y asistentes.

Ya que estoy en el podio, necesito reiterar que no estoy sugiriendo que se abandonen esos roles. En lo más mínimo. Usualmente, manejamos esos roles como expertas y estamos diseñadas de una forma única para ellos; pero ser esposas y madres es sólo una parte de nuestra historia femenina y no debería impedir que nos involucremos en una plétora de roles y cometidos *diferentes.*

Siendo este hecho claramente evidente para tantas de nosotras, es imperativo que también expresemos, expongamos y enseñemos una perspectiva multidimensional de la "mujer" a nuestros hijos. Para ayudar a persuadir al espíritu del tiempo futuro que se vuelva más cordial hacia la mujer, debemos usar nuestras formidables voces para realizar más elecciones centradas en lo femenino.

Probemos lo siguiente:

— Validar la habilidad de todas las mujeres de vivir la vida que quieran, estimular la intrepidez, la responsabilidad personal, la integridad y la ambición.

— Enseñar a las niñas a ser poderosas y a aceptar y respetar su propia autoridad. Apoyémoslas en sus esfuerzos para participar en todas las áreas de la vida, incluyendo: deportes, política, ciencias, artes, matemáticas, negocios, medicina, educación y religión; y reconocer su *habilidad* para hacerlo.

— Promover una perspectiva positiva de las mujeres y niñas que aplauda y motive su curiosidad, inteligencia, asertividad y crecimiento. Dejemos claro que no hay una especialidad en la vida de la que se deba excluir a las mujeres. Muchas de nosotras, con fuerza y agallas excepcionales, hemos comprobado que podemos volar en el espacio exterior, competir en deportes y ser jefes de gobierno. Las niñas y las mujeres pueden, y deben, participar en todos los niveles; y no solamente como observadoras o ayudantes, también como líderes y estrategas.

— Educar a los niños para que respeten a las mujeres como iguales, enseñémosles que las mujeres *no* deben ser vistas como subalternas, ni deben ser dominadas ni subyugadas de ninguna manera. Debemos prohibir el concepto de que "las mujeres son objetos" o "las mujeres son el sexo débil". No hay *nada* débil en el sexo de una mujer.

Como componentes del género femenino, nuestro trabajo está hecho especialmente para nosotras. Para llevar a cabo la clase de cambio requerido para lograr las Metas de Desarrollo del Milenio de las Naciones Unidas (las cuales mencioné antes en el libro), debemos introducir *nuestras* opiniones al pensamiento convencional en las etapas más tempranas del proceso de educación de un niño... cuando todavía son bebés. Y luego, necesitamos respaldar *nuestra* resolución como grupo de las maneras que podamos, para efectuar los cambios que juntas buscamos.

Debemos:

- Motivar a las niñas para que estudien ciencias políticas en la escuela.
- Enseñar a los niños que las niñas y mujeres son líderes fuertes e inteligentes.
- Involucrarnos en política (si así lo deseamos) y postularnos.
- Interesarnos en conocer los esquemas políticos de nuestra comunidad.
- Apoyar a otras mujeres en sus esfuerzos para lograr sus metas.

Empoderamiento político

Una de las maneras de promover una agenda social y global más balanceada, armónica y valiosa, es eligiendo a otras mujeres en los puestos políticos. A muchas de ellas. ¿Puedes imaginar el tipo de diálogo que tendría lugar en el terreno político si las mujeres estuviéramos representadas equitativamente? ¿Puedes oír las conversaciones? Se estaría creando mucho más consenso, mucha más labor de equipo y se prestaría mucha más atención a los esfuerzos *holísticos*.

Ocupando más lugares de poder, por ser mayoría en número, deberíamos ser capaces de impedir calumnias raciales, de género y estereotipadas tales como etiquetar a las mujeres fuertes como "rameras manipuladoras y controladoras". ¿A quién se le puede ocurrir eso? Cuando tengamos participación igualitaria, tal vez nuestras candidatas femeninas no van a estar sujetas continuamente a menciones sarcásticas, despectivas y devaluatorias como: "Oye, mujer, prepárame la cena y plancha mis camisas".

La triste verdad es que ver a las mujeres como objetos se ha agudizado tanto en nuestra sociedad, que a menudo se echa a un lado el decoro y el respeto. De hecho, aunque esto no es excusa, mucha gente que perpetúa esos deslices tan vulgares en juicios y respeto, ni siquiera se dan cuenta que su conducta es aborrecible. En 1984, por ejemplo, cuando Geraldine Ferraro estaba postulada para vicepresidenta, un columnista del *The Denver Post* escribió: "Ferraro tiene mejores piernas que cualquier otro candidato anterior para la vicepresidencia". ¿Acaso alguien escribió acerca de los muslos de George Bush? No lo creo.

Aunque a todos nos gusta recibir un cumplido ocasional, hay que tener en cuenta que la señora Ferraro era una *candidata para la vicepresidencia* en una de las naciones más respetadas del planeta. El vocero era supuestamente un respetable periodista de los medios de comunicación, que tiene acceso a millones, y hasta a más de mil millones de individuos. Ante eso, ¿supones que este comentario era un cumplido o tenía la intención de menospreciar a la señora Ferraro?

Parece que a los medios de comunicación no les preocupa imprimir opiniones acerca de las piernas de una mujer y de su escote pero, ¿alguna vez se han preocupado de si nuestros candidatos masculinos están vestidos a la "derecha" o la "izquierda"? ¡No! (Por cierto, estos términos se refieren a ¿en cuál pierna del pantalón prefiere un hombre acomodar su "bulto?"). Hay aquí tres cosas que puedes hacer para demostrar tu insatisfacción cuando a las mujeres se les resta importancia y se les margina:

1. Escribe cartas a los periódicos para expresar tu descontento acerca de las opiniones de los periodistas que denigran al género.

2. Muestra tu inconformidad con políticas, leyes y la acción de perpetuar estereotipos escribiendo blogs, mandando correos electrónicos y cartas a los legisladores locales y nacionales, y respondiendo a las editoriales de los periódicos con tus propias opiniones.

3. Defiende a las mujeres que se dedican al servicio público ya sea que estés de acuerdo o no con sus políticas, pues al menos ellas merecen el respeto y la oportunidad de expresar sus opiniones.

No entiendo por qué algunos individuos se atreven a faltarle el respeto a las candidatas mujeres. Sin embargo, cuando la sociedad (incluyendo a los medios) permite un enfoque despectivo en la parte superficial y estereotipada de nuestro género, denigramos a las mujeres fuertes con posibilidades, e increíblemente inteligentes, y las relegamos a un cómico desahogo de la 'oh-que-poderoso-soy-y-no-debes-meterte-conmigo' cultura dominante del *hombre*.

Cuando nos enfocamos en lo superficial como un peinado, ropa de diseñador, preferencia de lápiz de labios, escote y ancho del tobillo, la autoridad puede ser debilitada rápidamente. ¿Noticia de última hora? Esto *no* es ni gracioso, ni productivo, ni es lo que queremos. Cuando podamos reclamar una representación más balanceada de las mujeres en cargos políticos, podremos llevar a cabo un cambio de conducta significativo en la manera en que las mujeres estamos representadas en general.

Tú puedes ayudar a efectuar este cambio y he aquí cómo:

Vota en *todas* las elecciones. Interésate en aprender qué está en juego, y cuáles son las propuestas cada vez que haya una votación. Lee la letra pequeña. ¿Cómo va a afectar tu elección a las mujeres y a las familias? ¿Cómo te va a afectar personalmente?

Sé un ejemplo para las niñas en tu vida: estudia la política. Interésate en los negocios. Motiva las conversaciones sobre asuntos globales. Evita y desmantela los estereotipos.

Participa en actividades cívicas y enseña a las jóvenes responsabilidad social. Haz voluntariado y aboga por el beneficio público. Muestra a tus hijas e hijos que el cambio pacífico es posible, pero no necesariamente espontáneo. Requiere de esfuerzo e iniciativa. Aliéntalos para que sean la solución.

Cadena de favores

En la medida en que establezcas tu autovalor en tierra firme, haz lo que puedas para alentar a mujeres y niñas de tu entorno para que acepten *sus* habilidades, autovalor y autenticidad. Al mismo tiempo, sé consciente de que millones de tus hermanas van a necesitar algo más que un estímulo. Una experiencia que me dejó este mensaje perfectamente claro ocurrió no hace mucho en un refugio familiar en el Valle de San Fernando. Estaba entre varias voluntarias, sirviendo comida, tipo cafetería a los casi treinta residentes en un refugio de albergue temporal. Una mujer y sus tres jóvenes hijos en particular, llamaron mi atención al verlos sentados muy quietos en una mesa de una esquina. Los niños con pelo rubio rojizo comían en silencio, mientras la mamá permanecía con la vista fija en su propia bandeja. La mujer pelirroja tenía la piel pálida con pecas como sus hijos; y a pesar de que llevaba lentes de sol, podía ver manchas rojas alrededor de sus ojos, señal de que había estado llorando. La imagen de esta pequeña familia en circunstancias desesperadas hizo que mi corazón subiera hasta mi garganta; y no pude evitar preguntarme qué había sucedido en la vida de esta mujer para dejarla sin hogar y con tres niños pequeños que cuidar.

Las madres solteras son en particular vulnerables. Todavía me salen lágrimas cuando pienso en ella, porque me doy cuenta que pude haber sido yo. Hubo un tiempo cuando vivía escasamente de mi salario y cualquier circunstancia podía haberme puesto en una posición similar de desesperación. Incluso hoy en día, sigo siendo particularmente sensible a las condiciones difíciles de madres solteras que reciben poco o ningún apoyo de su esposo, y para las cuales, la solvencia económica es sólo un sueño.

Puedes haber tenido una experiencia similar; así que si tienes los medios haz algo para ayudar. Forma parte del diálogo global internacional que busca igualar las condiciones para las mujeres. Colabora para ayudar a tus compañeras mujeres a encontrar una oportunidad justa y con el *respeto* que se merecen. Únete a un fondo para donar a mujeres y destina recursos para las manos de aquellas que más lo necesiten. Como seguramente ya sabes, las mujeres somos la mejor opción. Dales herramientas para que se levanten, y no sólo van a llegar más lejos, sino que también movilizarán a todos a su alrededor. Promueve la participación de las niñas en la administración política de tu escuela, comunidad, ciudad, estado y país.

Puedes confiar en que lo que hagas hoy para guiar el futuro, va a favorecerte a largo plazo, convirtiendo tus "momentos de la tercera edad" en más gozosos. Y como no puedes detener el tiempo (entre otras cosas), sabes que esos momentos están a la vuelta de la esquina. Asegúrate que por lo menos sean satisfactorios.

Tareas personales

- Sé consciente de las formas de conocimiento de las mujeres. Capturamos y absorbemos nuestro conocimiento de varias maneras: vía lo que otros nos enseñan y dicen, vía nuestra visión subjetiva de lo que vemos, y a través del *pensamiento grupal* en la cultura de la sociedad. Las jóvenes todavía recaban su información de todas estas maneras.

- Percibe todas las voces de las cuales tienes conocimiento. Tu propia voz interior y tu búsqueda del "ser interno" son conocimientos subjetivos; el conocimiento práctico es la voz de la razón; y las voces integradas de todas direcciones contienen nuestro conocimiento estructurado. Saber *cómo* sabes es una forma de arte.

- Entérate de los obstáculos en el camino que todavía enfrentan las jóvenes de hoy: discriminación de género, restricciones en ascensos corporativos y acceso limitado al proceso de toma de decisiones financieras y de negocio y ayuda a desmantelarlas.

- Si estás en posición de hacerlo, contrata a mujeres y niñas.

- Resiste ser vista por otros, y por *ti misma,* como objeto, lo cual esencialmente significa que te ves a través de los ojos de los otros. Enséñales a las niñas, que igual que sus contrapartes masculinas, ellas pueden dominar su entorno. Los cuerpos femeninos no son proyectos que deban estar en reparación constante sólo para consumo masculino.

- Sé una influencia positiva. Usa tu voz, habilidades y tu posición única en la vida, para convencer a otros para que crezcan y se desarrollen, en particular niñas y niños. Y esto incluye crear un ámbito moral y compasivo. La educación moral es en esencia el condicionamiento del corazón y la mente; así que en tu propio estilo, sé una maestra.

- Abre tus ojos. Si creciste en un ambiente relativamente estable, con prosperidad y seguridad, sé consciente de que no todas las mujeres y niñas están protegidas con tales circunstancias. Entérate de lo que las mujeres en todo el mundo están enfrentando, como por ejemplo, las *dalits* en India antiguamente conocidas como "las intocables", y pregúntate quién va a hablar por ellas.

- Entiende que al elevar tu propia conciencia, vas a ser más capaz de transferir esa atención plena a las niñas y niños en tu vida. De formas significativas, vas a estar mejorando las posibilidades para ellos y al mismo tiempo, apoyando el crecimiento y desarrollo de las mujeres fuera de tu comunidad.

Sabiduría de tus semejantes

"Cuando estaba en la secundaria, trabajé como asistente de maestra en una escuela hebrea. Había una niña en particular que era muy brillante y dulce, pero que se sentía incómoda con ella misma y realmente, no encajaba.

Le dediqué un poco más de tiempo hablando de 'cosas de niñas' tales como adaptarse, chicos, respeto a sí misma... lo que estuviera pasando por la mente de esta (entonces) niña de diez años. Seguimos en contacto a través de una llamada de teléfono ocasional, pero luego no la volví a ver en varios años. Supe que había formado un buen grupo de amigos en séptimo grado, se graduó de primera en su clase y tuvo una maravillosa experiencia de la escuela en general. Después, supe que escribió un artículo en secundaria, nombrándome como una persona que tuvo una influencia significativa en su vida. Me hizo comprender que yo podía marcar la diferencia; que un poquito de tiempo y atención podrían tener un impacto significativo en la vida de otra persona".
— **Judy Friedman,** abogada, California

"Yo le diría a la juventud de hoy esto: No estás sola o solo en este mundo. Rodéate de gente que respetes y que sean importantes para ti. Conéctate con otros, lucha por ser lo mejor que puedas, ayuda a otros a lo largo del camino, nunca destruyas tus conexiones, y sé el tipo de amigo o amiga que quieres para ti. Recuerda que puedes tenerlo todo. Recuerda también, que siempre hay gente menos afortunada que tú. Puedes marcar la diferencia con tus acciones, pensamientos, palabras y obras".
— **Claudia Looney,** recaudadora de fondos para hospital, California

"Es importante que nuestras hijas e hijos puedan ver a la mujer y al hombre, tanto diferentes como miembros igualmente valiosos de la sociedad. La medida del valor de una persona nada tiene que ver con el género, y todo que ver con carácter. Cada uno de nosotros, hombre o mujer, debe tener la misma oportunidad para expresar nuestro valor como individuos. Las mujeres como grupo aportamos diferentes cualidades y dones a nuestro entorno, pero que esos regalos se manifiesten en servicio del bien es una elección que cada mujer tiene que hacer por sí misma".

— **Terry Rosenberg,** New Jersey

"Tener un sentido de autovalor puede ser más difícil que ser considerada por otros como una persona digna; muchas de nosotras nos juzgamos más duramente que a los demás. Para mí, mi valor está muy ligado a mi conexión con otros, practicando la compasión y tratando (aunque no siempre con éxito) de contribuir a nuestra vida compartida aquí y ahora".

— **Jacquelyn McCroskey,** profesora y abogada, Texas

"Diría que el valor de una mujer no se define por con quién está saliendo, o durmiendo, o quién está enamorado de ella. Pienso que muchas mujeres permanecen en relaciones que no necesariamente son las correctas, porque es más fácil que enfrentar la idea de estar solas. Pero es importante que las mujeres de todas las edades entiendan que no nos definimos por la persona con que estamos. Es esencial entender y sentirnos a gusto con nosotras mismas primero como

personas, y sólo entonces podremos abrirnos a relaciones que verdaderamente valgan la pena".
— **Lauren T.,** ayudante de chef, California

"Nací durante la Segunda Guerra Mundial de madre soltera. Nos convertimos en refugiadas y perdimos todo en la ocupación rusa. La guerra interrumpió mi educación, y mi madre murió de cáncer cuando yo tenía 18 años. No me tocó una buena mano en el juego de la vida, pero a pesar de eso, siento que tengo y mantengo una 'flor imperial' de bendiciones y logros".
— **Erika Brunson,** diseñadora de interiores, Prusia Oriental

Preguntas de tu diario personal

- ¿Qué estás haciendo para ayudar a las futuras generaciones?
- ¿Cómo puedes hoy marcar una diferencia, por lo menos para un niño?
- ¿Votaste en la última elección? Si no, ¿por qué?
- Alguien en tu vida sobresalió como mentor o modelo a seguir? ¿Qué puedes hacer para imitarla?

Afirmaciones de autovalor

S.O.R.T.H.
Sabiduría
¡Soy parte de la solución!

S.O.R.T.H.
Optimismo
Doy un ejemplo positivo
para los que están a mi alrededor.

S.O.R.T.H.
Responsabilidad
Soy responsable de la vida que
he creado y por lo tanto, la enriquezco.

S.O.R.T.H.
Tenacidad
Me fortalezco con la adversidad.
Las metas por las que trabajo más duro son las
que me brindan más placer.

S.O.R.T.H.
Honestidad
Mi valor proviene de mi interior.
Tengo el derecho de estar aquí.

CAPÍTULO CATORCE

Retribuir:
reconocer tu verdad y transmitirla

"¡Nunca, nunca, nunca te des por vencido!"
— **Winston Churchill**

Has pasado a través de multitud de búsquedas personales; pensado en preguntas directas; has pasado algún tiempo en análisis profundo; y espero que hayas redescubierto y estés emanando felizmente tu autovalor. ¡Felicidades! Ya llegaste a uno de los capítulos más esenciales no sólo de este libro sino también de tu vida: poniendo en práctica lo que ya sabes para el beneficio de otros.

Ya que este es un libro acerca del autovalor de la mujer, sería negligente de mi parte si no te repitiera que una de las cosas más importantes *qu*e puedes realizar para marcar la diferencia para futuras generaciones, es convertirte en defensora de las causas femeninas. Como he señalado a través de estas páginas, cuando ayudas a las mujeres esta ayuda llega a sus hijos, familias y comunidades. Las mujeres que tienen la oportunidad y los recursos para ayudarse a sí mismas, compartirán su abundancia y mejorarán sus entornos. Es un hecho comprobado que las mujeres ¡*crean* la comunidad!

El autovalor es algo que germina en *tu* interior y lo sientes más fuerte cuando experimentas el equilibrio en tu universo. Me encantaría decirte que el autovalor es un sentimiento constante; un caballo en tu establo, disponible y estable. Aunque así *debería* ser, los altibajos de la vida pueden tener un impacto evidente en tu sentido de autovalor, aunque sea temporalmente. Las mujeres que se enfrentan a más injusticias en la vida de lo que les corresponde –gracias a los caprichos de las hormonas, la política, la guerra, rituales culturales, contiendas familiares, mala salud, incapacidades o cualquier otra fuerza incontrolable– están más propensas al *desequilibrio*. Obviamente, no es el estado que nos esforzamos por lograr tú y tus semejantes.

Así que haz lo que puedas por apoyar proyectos que fomenten bienestar y educación para niñas y también para niños; además, ayuda a que una participación justa de los recursos del mundo se dirija a las mujeres. Sé embajadora de soluciones teniendo en cuenta que nadie te prometió que iba a ser fácil. Las mujeres enfrentan numerosas obstrucciones en su búsqueda de la igualdad, paridad y voz: estos obstáculos formidables en el camino no desaparecerán sin un esfuerzo sustancial. Sin embargo, no quieras rendirte en esta búsqueda... pues demasiada gente está sufriendo. Finalmente, *conviértete en el cambio que buscas*. Este es un concepto simple y todas podemos seguirlo.

La dicha de dar

¿Sabías que dar a otros es bueno para tu salud en general y tu bienestar? ¡Es verdad! *Dar de ti misma para ayudar al bienestar común, tiene el valor añadido de realzar tu propio sentido de autovalor.* Las investigaciones del Points of Light Institute revelaron que cuando se aleccionó a jóvenes con problemas para que hicieran servicio comunitario, ayudando a niños más pequeños a leer y terminar sus tareas, ocurrió una transformación sorprendente: los chicos con problemas que ofrecieron su tiempo para ayudar a otros, terminaron faltando menos a la escuela, evitaron muchas conductas riesgosas y se volvieron más considerados con los demás.

La mayoría de los adolescentes en el estudio del Points of Light Institute afirmaron que les agradó ayudar a otros niños y niñas. Resultó que sus acciones desinteresadas les dieron un sentido de valor, y para algunos de estos jóvenes era la *primera vez* en su vida que lo sentían. Los chicos empezaron a sentirse *responsables* de los pequeños a los que estaban ayudando. El simple acto de dedicar algo de su tiempo al bienestar de su comunidad infundió en ellos un sentido de pertenencia. ¡*Ajá!*

Así que si tienes adolescentes atribulados en tu vida involúcralos en un proyecto de servicio comunitario, preferentemente en alguno que ayude a otros jóvenes, como en un servicio telefónico de emergencia para adolescentes, dando clases a amigos, deportes o actividades después de la escuela. Podrás atestiguar una bella transformación.

Y si te sientes deprimida o menospreciada dona tu tiempo a una clínica de salud gratuita, un refugio de indigentes, un hospital de niños o a un hogar de ancianos. Rápidamente descubrirás lo maravillosa que es tu vida, cuánto tienes para ofrecer y lo importante y valiosa que *realmente* eres.

Como puedes ver, *retribuir* tiene múltiples significados y no todo es cuestión de dinero. Puedes pensar en acciones como caridad, filantropía, altruismo o conciencia social. Sin embargo, cuando por primera vez te pones en contacto con la palabra *filantropía,* puedes pensar que es algo que sólo se asocia con las personas que tienen mucho tiempo y dinero en sus manos. A lo mejor lo asocias con acomodadas "damas que van a almorzar" pensando que suena muy refinado.

No obstante, sólo para aclarar, según el diccionario *filantropía* se refiere a "el deseo de promover el bienestar de los demás", y si puedes hacer eso y almorzar al mismo tiempo, mejor para ti. Todos podemos ser filántropos no importa la edad, grupo étnico o estatus económico. No se trata de refinamiento, ni de dar donaciones, es acerca de la comunidad.

Aunque la filantropía casi siempre se expresa por una donación monetaria importante a favor de causas respetables, girar un cheque es sólo *una* manera de ejercer tu generosidad. Muchas de ustedes ya están usando una combinación de recursos, incluyendo tiempo, fortuna y talento, para apoyar causas que les interesan. Sin pestañear, te apuesto a que te has ofrecido de voluntaria en las escuelas de tus hijos, participado en la recolección de ropa para víctimas de desastres, enviado donaciones para apoyar a mujeres abusadas, corrido maratones a favor del cáncer o reunido fondos para organizaciones loables. La meta común de todos los donadores es *promover el bienestar de los demás.*

Retribuir no es algo que sólo haces cuando tienes tiempo y dinero extra pues sirve para completar el círculo de vida en el que estás. Casualmente, retribuir incluye compartir tu verdad o narrativa; dar testimonio de lo que ves y experimentas en tu vida, para que aquellos que vienen después de ti tengan un mapa del camino a seguir. Eres una pieza importante del rompecabezas de la vida... por favor, no te olvides de eso.

Estas tres sugerencias deben ayudarte a activar tu lado filantrópico y altruista:

1. Transforma tu impotencia en servicio. Aunque tus circunstancias de vida sean difíciles, obtendrás un beneficio al ofrecer tu tiempo y recursos a alguien menos privilegiado que tú. Aprende de las personas que asisten a las reuniones de Alcohólicos Anónimos: ayudándose mutuamente, se ayudan ellos mismos. Cuando das descubres gratitud y, como dicen, *serenidad.* Ya sea que estés empacando alimentos para un banco de comida, leyendo a niños de primaria, haciendo voluntariado en una clínica gratuita, siendo la hermana mayor para una niña marginada, escribiendo cartas para ancianos, o donando productos de higiene personal para un refugio de mujeres, estás marcando la diferencia en la vida de alguien.

2. Busca liberarte de la avaricia y del deseo y enfoca tu atención en el panorama general: pobreza, hambre, violencia y decadencia del ambiente, todos son asuntos globales serios que podrían acabar con nuestra civilización. Aquí en los Estados Unidos, como en la mayoría de los países desarrollados, a menudo existe la ilusión de que hay suficientes bienes y servicios para satisfacer a todos, pero no te engañes por los excesos de unos cuantos. Muchos están luchando por tener su parte justa del botín de la vida. Y las mujeres (particularmente las niñas), a menudo terminan en la última parte de la estructura social cuando se trata de satisfacer sus necesidades básicas, incluyendo agua, comida y productos sanitarios. Así que escoge una causa y hazla uno de tus propósitos de vida. Tu autovalor se enriquecerá cuando una de tus pasiones, metas y propósitos en la vida, incluya hacer del mundo en que vivimos, un lugar mejor y más hospitalario.

3. Reconoce que tienes dones especiales y talentos y úsalos para ayudar a mejorar la vida de otra persona. En caso de que pienses que no *tienes* ningún don especial o talento, toma un momento para considerar esas cosas que te llegan naturalmente y que parecen producir resultados sorprendentes. Por cierto, tu talento puede ser una sonrisa que se otorga fácilmente, tu intuición, la capacidad de ser compasiva, el amor por la enseñanza, la habilidad de escuchar...; hay muchas opciones, así que usa tu imaginación. Si todavía no puedes identificar todos tus fabulosos dones y talentos, simplemente practica actos espontáneos de bondad.

Una ética de servicio

¿Piensas que se debería obligar a todo el mundo a hacer algo para retribuir o es una opción? Algunas personas obviamente, tienen más disposición para la caridad que otras: ciertos individuos tienen mucho que compartir y rechazan hacerlo, mientras otros no tienen virtualmente nada, sin embargo dan de ellos mismos. Tal vez la compasión y la amabilidad son rasgos latentes que se activan cuando nuestro entorno lo requiere. Algunos neurólogos respetados sugieren que debido a la química incomparable del cerebro, las mujeres en especial, se sienten impulsadas a ayudar a otros; aparentemente, estamos estructuradas para servir.

¿Hay un momento especial en la vida para empezar a retribuir a la sociedad? ¿Es un término social o una conducta modelada? ¿Fuiste expuesta a conductas de altruismo y caridad cuando niña y por lo tanto, están condicionadas en tu educación?

Algunos psicólogos notables se refieren a *etapas* en la vida y la realización de ciertos requerimientos para describir las conductas humanas. La muy conocida jerarquía de necesidades de Abraham Maslow, mencionada en el Capítulo 6, postula que estás *motivada* instintivamente por esas necesidades; sin embargo, debes cumplir ciertos criterios en una etapa, antes de continuar con la próxima.

En la jerarquía de Maslow, sólo después que la mayoría de tus necesidades personales de supervivencia hayan sido satisfechas, puedes poner atención a tus necesidades de estima y desarrollo personal (que incluyen tus contribuciones a una mejor sociedad). Y de acuerdo al psicólogo Erik Erikson, las etapas de desarrollo psicosocial se dan a la mitad de la edad adulta, o en algún punto entre las edades de 35 a 65 años, cuando los individuos sienten una necesidad apremiante de retribuir, y obtienen como resultado una gratificación verdadera y un propósito al participar en actividades de caridad.

No obstante, la cronología de satisfacer ciertas necesidades de supervivencia antes que las demás, es en esencia la misma para todos. Apuesto a que a la mayoría de ustedes (como a mí), se les forjó durante la niñez un sentido de empatía y caridad por la comunidad. Puedes transmitir esta conducta positiva a través de:

- Enseñar a tus propios hijos a compartir.

- Cultivar conductas afectuosas y compasivas.

- Convertir el trabajo en equipo y un sentido de gratitud en un suceso cotidiano en tu familia.

Mis padres nos inculcaron una ética de servicio a mí y a mis hermanos desde el comienzo. Ellos se ofrecían como voluntarios en nuestra iglesia local y en la escuela primaria; y cuando niños, mi hermano, mi hermana y yo reuníamos comida enlatada y lavábamos autos a fin de recolectar dinero para los proyectos comunitarios. Mi mamá tuvo la previsión de llevarnos a la piscina municipal a aprender a nadar, y yo resulté un pequeño pez en el agua. Obtuve mi insignia como ayudante de salvavidas tan pronto pude, y después me ofrecí como voluntaria para ser parte del grupo de instructores que se entrenarían para enseñar a nadar a niños discapacitados.

Como mencioné anteriormente, mis experiencias como niña de Camp Fire habían empezado a inculcarme el sentido de la responsabilidad de retribuir a nuestra comunidad; pero la verdad es que disfrutaba mucho de todo eso. El componente de conciencia social fue un resultado adicional, más que la meta de mi participación, al menos cuando era joven. Aún así, es bien sabido que los chicos se benefician sustancialmente de las habilidades de camaradería y formación de la comunidad que los grupos de servicio y las oportunidades de voluntariado promueven, y agradezco estas experiencias por engendrar en mí una pasión por el servicio comunitario que perdura hasta el día de hoy.

En esa etapa joven de mi vida cuando era una niña de Camp Fire (organización sin lucro, enfocada en autoestima y carácter), e instructora de natación (también era voluntaria en un hospital), no asociaba el concepto de servicio y donación con valor monetario: era algo más *intrínseco* que eso. De cualquier modo, nuestra familia no tenía dinero extra para regalar, así que ese tipo de regalo ni siquiera era una opción. Pero "trabajo duro" como decía mi papá, era algo que teníamos *de sobra*. A través de los años, mis hermanos y yo descubrimos que nuestras acciones, tiempo y participación fueron de gran beneficio para los demás y de igual importancia era que representaba nuestra *responsabilida*d con la comunidad.

Nos enseñaron a agradecer nuestras bendiciones. Teníamos un hogar, ropa, comida, y padres que nos amaban. Aunque no teníamos mucho, estábamos mejor que muchos. El trasfondo de la lección que estábamos aprendiendo con la participación en nuestra comunidad, no sólo era *sentirnos bien* cuando hacíamos algo amable y generoso, sino que además trabajar juntos para el bienestar común, era algo que hacíamos *naturalmente.* El mantra de mamá era "es mejor dar que recibir". El de papá era "si todo mundo contribuye, el trabajo se termina".

Para eso:

- Enseña a tus hijos a reconocer las dificultades y luchas de los demás.

- Regala ropa usada en buen estado a los refugios de indigentes y participa en recolectar alimentos para tu banco local de comida.

- Patrocina a una mujer o a un niño de una nación en desarrollo y haz partícipes a tus hijos en el proceso.

- Inculca en tus hijos el propósito de compartir y dar. Empieza a modelar esta conducta en la niñez y forja un sentido de compasión que perdure toda la vida.

- Cuando tengan la edad apropiada, estimula el servicio comunitario en tus chicos. La mayoría de las escuelas tienen listas de agencias locales y organizaciones sin lucro que estarían felices con la participación de tu familia.

- Es importante que reconozcas que hay etapas en la vida, pero también debes darte cuenta que ayudar a los demás puede ser parte de *cada* etapa. Trata de que tus chicos desde jóvenes, se involucren en un club o grupo con conciencia social. Escoge retribuir a la sociedad y educa a tus hijos para que sigan tus pasos.

Una estrella de mar a la vez

Aunque es probable que reconozcas que los actos de caridad y el servicio comunitario son buenos y necesarios, tal vez no crees que puedes crear un impacto directo en la sociedad. Puedes sentirte abrumada con la enorme necesidad que existe: las estadísticas que hablan de pobreza, hambre, desigualdades de género, VIH y SIDA, mortalidad infantil, guerra, genocidios, medio ambiente en riesgo y una preferencia persistente de niños en vez de niñas en la India y China, dos de los países más poblados en la Tierra, pueden quitarte el aliento y hacerte sentir tristemente impotente. Después de todo, sólo eres una persona, y hay tanto por hacer.

Pero, no te desanimes. *Empieza.*

Como dicen: "Si salvas a una persona, salvas a una comunidad". Una vez oí una historia que ejemplifica este concepto y dice más o menos así:

> *Un día, una niñita y su abuelo iban caminando por la playa. La marea estaba baja y desparramadas en la arena hasta donde se podía ver había estrellas de mar, encalladas en la playa y muriéndose a causa del calor. La niñita caminaba unos cuantos pasos, se inclinaba y recogía una y la regresaba de nuevo al mar. La niñita y su abuelo caminaron de esta manera por un rato en silencio, mientras ella continuaba inclinándose, recogiendo una estrella de mar y arrojándola al agua.*
>
> *Finalmente, el abuelo dijo: "¿Qué estás haciendo Mary? No es posible que las salves a todas".*
>
> *La niñita se volvió a inclinar, recogió otra estrella de mar, la arrojó al océano y mirándolo resueltamente, le dijo: "Pero salvé a ésta, abuelo".*

Así es, la necesidad es grande y tal vez en este momento tengas demasiados proyectos por cumplir. Pero mi consejo es este: no cuestiones tu experiencia o disponibilidad, ni siquiera por el hecho de que sólo eres *una* persona, no dejes que nada te impida involucrarte. *Si marcas la diferencia para una persona, puedes manifestar un mundo de cambio.* Apuesto a que como mujer, a pesar de estar muy ocupada, todavía no has alcanzado tu capacidad máxima.

No hay límite en tu cantidad de amor, y básicamente, de eso se trata: *de amor incondicional.* Además, precisamente, estar más ocupada es lo que te motivará a aprender cómo hacer malabares o como dicen las mujeres de hoy: *realizar multitareas.*

Aquí te digo cómo empezar:

• Escoge una causa que te interese e involúcrate: envía un cheque, ofrece tu tiempo o tu experiencia como voluntaria. Reparte revistas a los pacientes en un hospital, lleva comida a hogares de ancianos, recicla tu ropa usada en buen estado a un refugio de indigentes o haz algo parecido.

• Evita juicios. Recuerda el dicho: "Dios me salve y me proteja de estar en las mismas circunstancias", y hónralo. Agradece tus bendiciones, y ayuda a los demás a navegar a través de sus dificultades. No te corresponde juzgar.

• Entrega amor incondicional.

Puedes ayudar a los demás... y cambiar el mundo

Si tu vida está llena de decepciones, tragedia, abuso o violencia podrías pensar que no le "debes" mucho a este mundo. Por otro lado, puedes haberte dado cuenta que si alguien te hubiera dado una mano cuando la necesitaste, podrías haber superado tus dificultades mucho más rápido. Muchas de las mujeres que respondieron a mis cuestionarios acerca del valor afirmaron que se sentían especialmente satisfechas cuando ayudaban a alguien más.

Cuando tu filosofía de vida está basada en un ámbito moral que infunde en ti el deseo de "hacer a los demás lo que quieres que te hagan ", seguirla aumentará tu sentido general de autenticidad, y va a ayudarte a *experimentar la* felicidad. Es gracioso cómo sucede. Los investigadores que estudian la felicidad y asuntos relacionados con calidad de vida, han reunido muchos datos que validan el acto de dar como un ingrediente importante y enriquecedor de la vida. Todo el mundo gana...: ya sabes cómo se siente.

Haz un hábito de ofrecer tu tiempo, talento o fortuna porque hay infinidad de formas en las que puedes afectar a la sociedad y efectuar un cambio positivo. La pregunta crítica no es: ¿qué vas a hacer? más bien: ¿qué tan pronto puedes empezar?

Examina a fondo la siguiente lista de opciones y si algo te atrae, por favor visita el sitio en Internet (en paréntesis), cuando aplique:

- Presta servicio voluntario en una escuela, biblioteca o casa hogar para ancianos (**www.volunteermatch.org**).

- Únete a Big Brothers Big Sisters (organización no lucrativa para la ayuda de niños de bajos recursos) y enseña a un niño (**www.bbbs.org**).

- Conviértete en madre custodia (**www. fosterparents.com**).

- Dona sangre o haz servicio voluntario en un hospital de niños.

- Dona comida a un banco alimentario local; o conéctate en línea para ayudar a acabar con el hambre en el mundo donando fondos a Share Our Strength (**www.strength.org**).

- Dona a una organización mundial como Heifer International para ayudar a que las comunidades tengan independencia económica (**www.heifer.org**).

- Dona ropa y otros artículos básicas a un refugio de indigentes o a una casa hogar para víctimas de abuso doméstico.

- Enrólate para ayudar a construir una casa con Habitat for Humanity (**www.habitat.org**).

- Ayuda a financiar la misión de Doctores sin Fronteras (**www.doctorswithoutborders.org**).

- Participa en una caminata auspiciada o corre un maratón por alguna causa en la que creas, tal como la investigación contra el cáncer (**www. cancerschmancer.org**).

- Patrocina a un niño a través de una organización mundial como Plan International (**www.planusa. org**); Save the Children (**www.savethechildren. org**); Mercy Corps (**www.mercycorps.org**) y UNICEF (**www.unicef.org**).

- Únete a la mesa directiva de una organización sin fines de lucro que se enfoque en una necesidad crítica en tu comunidad.

- Organiza tus recursos y coordina una recaudación de fondos.

- Dona a una organización que provea micropréstamos a mujeres en países en desarrollo, como Grameen Bank (**www.grameenfoundation. org**) y Kiva (**www.kiva.org**).

- Apoya a mujeres y niñas uniéndote y donando a un fondo para mujeres como el Women's Funding Network (**www.wfnet.org**) o Women for Women International (**www.womenforwomen.org**).

- Compra cosméticos en Peacekeeper Cause-Metics quienes donan las ganancias de ciertos artículos a mujeres que viven con menos de un dólar al día, para ellas son centavos que les caen del cielo. (**www.iamapeacekeeper.com**).

- Gira un cheque, mucho o poco, todo es bien recibido.

Obviamente, estas sugerencias son como un grano de arena en una duna enorme, hay muchas más. Pero espero que estimulen un proceso de pensamiento que te revele un área o causa con la que te sientas conectada. Por favor, hazlo.

Si todavía estás indecisa, recuerda que confrontar retos mortales es el statu quo de millones de mujeres en países arrasados por la guerra. Aunque tristemente todavía hay demasiados ejemplos de tragedias, también hay muchas historias de fuerza y valentía.

Un ejemplo notable ocurrió en el país de Liberia, que es hoy una nación totalmente diferente de lo que era hace 20 años: su transformación demuestra lo que sucede cuando las mujeres adoptan una postura firme para ocasionar un cambio. Durante la sangrienta guerra civil que consumió al país a comienzos de 1989, las mujeres y niños eran blanco de torturas horribles y de violencia. Se sentían imposibilitados para detener las atrocidades y la abominable brutalidad perpetrada en ellos, sus hijos y otros civiles. Pero a pesar de su horror y amargas pérdidas (y enfrentando un peligro constante), algunas de estas mujeres se unieron para forjar el movimiento de paz de las mujeres liberianas, perseverando durante varios años esfuerzos de *no violencia*, para convencer a los dirigentes de la guerra a entablar conversaciones de paz.

Las valientes mujeres de Liberia enfrentaron prisión, tortura y muerte; sin embargo, estaban decididas a sobrevivir y querían que sus comunidades prosperaran. Aunque el precio fue alto, se entregaron infatigablemente a dirigir su país hacia un rumbo más pacífico y eventualmente, prevalecieron. Su activismo y valentía abrieron las puertas a las mujeres de Liberia al terreno político y fue, en primer lugar, debido, a sus valientes esfuerzos que Ellen Johnson Sirleaf fue electa presidenta de ese país en 2005, convirtiéndose en la primera mujer jefe de estado de África.

La verdad es que la libertad no es *gratuita*. Se luchó por lo que estás disfrutando hoy y fue ganado con los esfuerzos de los predecesores de cada nacionalidad, etnia y grupo económico de todo el mundo. Pero tú puedes también ser parte de un nuevo amanecer para la siguiente generación. Puede haber momentos cuando la carga parece demasiado pesada, tu paciencia se acaba o te encuentras sin rumbo... aun así, nunca dejes de hacer cambios positivos. Tu lucha por redimir y mejorar la sociedad *no* es contra el color de tu piel, el idioma que hablas o el país y la cultura donde naciste. Más bien, es una lucha por expresar tu verdad, poseer tu poder, cambiar tendencias, expresar tu autovalor y crear un mundo mejor donde queremos que nuestros hijos crezcan. Debes tomar *responsabilidad personal* para convertirte en el cambio que buscas.

No podemos depender demasiado de que otros hagan el trabajo; los esfuerzos de todos y cada uno de nosotros son necesarios para asegurar nuestro crecimiento como civilización.

Ya sea que hayas obtenido beneficios en la vida, o sientas que te han sido negados, sé uno de esos individuos resistentes que ayuda a los demás sólo porque hacerlo se siente bien, equitativo y satisfactorio. Lo siguiente puede ayudarte en ese sendero:

Infórmate. Investiga las horribles circunstancias que enfrentan millones de mujeres y niños alrededor del mundo.

Interésate en conocer las metas de United Nations' Millennium Goals , las cuales sirven para:

- Erradicar la pobreza extrema y el hambre.
- Lograr educación primaria universal.
- Promover igualdad de géneros y empoderar a la mujer.
- Reducir la mortalidad infantil.
- Mejorar la salud materna.
- Combatir VIH y SIDA, malaria y otras enfermedades.

- Asegurar que el medio ambiente sea sustentable.
- Desarrollar una coalición global para el progreso.

Familiarízate con el lenguaje de la ley internacional relacionada con las mujeres que están expuestas a conflictos violentos. Mantente informada sobre los objetivos de la UN's Convention on the Elimination of All Forms of Discrimination against Women (CEDAW por sus siglas en inglés), y decide ayudar a llevar a cabo el cambio. Desde 2008 CEDAW forma parte de la jurisdicción del alto comisionado para los derechos humanos en Ginebra. Puedes ver la página en Internet de CEDAW: **www.un.org/womenwatch**, o la página de Office of the United Nations High Commissioner for Human Rights: **www2.ohchr.org.**

No importa lo que hagas, involúcrate. Empieza con algo pequeño al principio y quédate cerca de casa hasta que encuentres tu propio ritmo, pero ten disposición para involucrarte pronto en el panorama general para ayudar en una escala global.

Únete a cualquiera de los grupos internacionalmente reconocidos mencionados en este libro.

Encuentra tu balance

Antes de sumergirte en las asociaciones de caridad y de acelerarte, encuentra tu propio ritmo, tu propia paz, y establece un refugio para ti misma. Después de todo, cuando te sientas fuerte y segura en tu propia piel, tendrás un mayor impacto como mentor y líder. Es normal querer sentirse importante y ser reconocida por los demás, pero cuando actúas con generosidad desinteresada, no quieres tener una conducta arrogante y verte a ti o a tu causa envanecidas, así que revisa *esa* actitud.

¿Cómo puedes ayudar a otros sin abusar del poder inadvertidamente? Disemina la lucha de poder empleando el respeto mutuo. He aquí algunas sugerencias:

1. Pregunta y permanece dispuesta a escuchar.

2. Colabora.

3. Resiste el impulso de hacer comparaciones y juicios apresurados.

4. Si quieres ayudar a una población en desventaja, pregunta sus puntos de vista y averigua sus necesidades. No asumas que conoces todas las respuestas para otras personas porque podrías estar equivocada. Por ejemplo, podrías decidir que la educación debería ser la primera prioridad, cuando en realidad a la comunidad le hace falta agua potable, instalaciones sanitarias o comida. Pregunta a los líderes de la comunidad y ayúdalos a resolver sus problemas, más que asumir que tienes todas las soluciones.

Cuando tus metas para ayudar y marcar la diferencia estén claramente definidas, en lugar de estar ligadas a una agenda para tu propio servicio, podrás proporcionar tu experiencia con gracia y entendimiento.

En todos los aspectos de tu vida, *incluyendo* la filantropía, busca un equilibrio de poder equitativo. Esfuérzate por la armonía y aprende a ser sabia. Alrededor de ti hay mentores sorprendentes: miles de mujeres te hablan desde la historia y te incitan a triunfar, participar, poseer tu valor, expresar tu poder, y luego, enseñarle a la siguiente generación cómo tomar la batuta.

Las mujeres podemos ser individuos increíblemente fuertes y decididos, así que sé consciente de lo que tus predecesoras femeninas han logrado. Cuando lees acerca de los esfuerzos monumentales que han realizado, no sólo por tus derechos, también por los de toda la humanidad, vas a sentirte inspirada y, más importante, *motivada* para continuar su trabajo. Las personas pueden mover montañas cuando se les proporcionan las herramientas adecuadas.

Aprende que tu sentido de autovalor es definido en parte por los esfuerzos que empleas por el bienestar de los demás. Retribuir te asegura que otorgas algo de ti misma a la posteridad: estás ofreciendo un regalo a los que sirves, una remembranza para guiar a futuras generaciones.

No importa si alimentas a un niño muriéndose de hambre o salvas a una aldea entera pues tu filantropía, tus actos espontáneos de bondad, caridad y apoyo dejarán una marca. El mensaje que dejas tras de ti manifiesta claramente: "Tengo autovalor y creo que tú también. Somos parte de una comunidad, y a fin de cuentas somos valiosas, auténticas y valemos la pena".

Autovalor es esa convicción y claridad de propósito.

Tareas personales

- Documenta las mejores metodologías y luego compártelas con otras personas. No te imagines que debes reinventar el ciclo de la caridad. Ya hay muchas organizaciones que están haciendo el trabajo que deseas hacer, así que trabaja *con* ellas.

- Busca información acerca de la comunidad que deseas servir. La gente te va a decir si su necesidad más crítica es la educación, asistencia médica, agua potable, agricultura o higiene; escúchalos.

- No estás sola en este planeta, y la cultura en la que creciste no es superior a las demás o la raza dominante. Sé consciente de otras culturas, religiones y etnias. Nuestras diferencias no deben separarnos, debemos involucrarnos en aprender más acerca de los demás. Desarrolla una percepción multicultural.

- Aboga por tus causas. Si tienes los medios económicos, visita a tus senadores y representantes del congreso y expresa tu opinión. Tu influencia financiera puede tener un impacto en el terreno político y ayudarte a atraer la atención a las causas que te interesan.

- Piensa globalmente, ya que el compromiso internacional es ahora una forma de vida. Puedes comunicarte con alguien en el otro lado del planeta con un clic en el botón de ENVIAR de tu computadora o tu teléfono móvil: puedes *ayudar* a alguien desde muy lejos, así de rápido.

Sabiduría de tus semejantes

*"¿Me considero una mujer merecedora? No, pero estoy
luchando constantemente para conseguir este logro
emocional. Hay 'quienes toman' y 'quienes dan', yo disfruto
dando, no creo que me vea alguna vez como una mujer
merecedora, pero siempre continuaré dando mientras
le brinde alegría a alguien más".*
— **Sigal Kremer,** empresaria de comercialización, Israel

*"Haber escogido terminar con mis adicciones y los
patrones de mis ancestros, junto con la valentía de confrontar
las huellas de mis padres, y cultivarme desde ellas, ha sido el
más grande esfuerzo de crecimiento de mi vida".*
— **Jamie Lee Curtis,** madre, actriz, escritora y activista,
California

*"Siento mi propio valor cada fin de semana, cuando
estamos juntos en la cama con mi esposo y nuestros hijos.
Me siento en paz y en amor pleno cuando veo la maravillosa
familia que tengo, sabiendo que una familia feliz no es algo
que sucede de repente. Entonces, es cuando conozco mi valor".*
— **Jennifer Flavin Stallone,** actriz y empresaria
de negocios, California

"Aunque encuentro la pregunta de definición de valor muy subjetiva y pienso que todo es relativo, creo que en un nivel muy básico lo que define nuestro valor es la honestidad, honestidad, honestidad. Cómo damos y cómo compartimos. Se trata de <u>calidad</u> y, no necesariamente de <u>cantidad</u>".
— **Morleigh E.**, madre, bailarina y abogada, California e Irlanda

"El valor de una mujer es único, y la prueba es la manera en que nuestros cerebros parecen estar estructurados. Me gustaría que la juventud y la sociedad adoptaran nuestras fuerzas y reconocieran las diferencias fisiológicas que nos hacen mujeres".
— **Victoria G.**, educadora, Illinois

"Cuando era una maestra joven, trabajé en un programa con niños que se quedaban en la escuela después del horario escolar llamado Upward Bound. Este programa trabajaba con estudiantes de secundaria de bajos recursos de barrios marginales y los ayudaba a lograr sus sueños de entrar a la universidad. Muchos de estos estudiantes pensaban honestamente que su sueño era imposible: tenían bebés, o sus padres eran drogadictos, o estaban en la cárcel. Upward Bound cambió las vidas de muchos estudiantes, así como la mía. Me traje a casa algunos de ellos y, cuando

su situación familiar se volvió insostenible, tuve uno o dos viviendo con mi esposo y conmigo".
— **Susan Dolgen,** filántropa, Nueva York

Preguntas de tu diario personal

- ¿Cómo estás retribuyendo?
- ¿Qué puedes hacer para inculcar en tus hijos la mentalidad de retribuir?
- ¿Qué puedes hacer hoy, mañana y la semana próxima para impactar tu comunidad?
- ¿Cómo te aseguras que tus niños se sientan validados y tengan un sentido de su autovalor?

Afirmaciones de autovalor

S.O.R.T.H.
Sabiduría
Marco la diferencia. ¡Soy capaz!

S.O.R.T.H.
Optimismo
Veo el potencial en otros.
Proporciono soluciones.

S.O.R.T.H.
Responsabilidad
Expreso gratitud por todo lo que tengo en la vida.

S.O.R.T.H.
Tenacidad
Tengo cualidades únicas y pasiones que
marcan la diferencia en el mundo.

S.O.R.T.H.
Honestidad
Me abstengo de juzgar a otros. En vez de eso,
ayudo a construir conexiones.

EPÍLOGO

Lo que sé

El proceso de escribir este libro me llevó dos años de una aventura divertida que me evocó algunas nuevas revelaciones, siendo algunas de ellas dolorosas y desagradables. Quiero que sepas que, a pesar de todo lo que he aprendido y experimentado acerca del valor de la mujer y nuestra capacidad de grandeza, comprendo de manera *muy instintiva* que el camino que debemos recorrer para exponer, expresar y ser dueñas de estos sentimientos de valor innato, puede estar plagado de contratiempos. Mantener un centro fuerte puede ser más desafiante de lo que quiero admitir. Comprendo a la perfección que aunque haya que subir más de una montaña, o asuntos que superar, el centro fuerte e infatigable de quiénes somos, al final, siempre está ahí listo para ser descubierto.

Hice los mismos ejercicios que te presenté cuando estaba escribiendo este libro; y admito que hubo veces, a causa de los eventos que ocurrían, que me pregunté cómo *alguna vez* pude seguir mi propio consejo. Ten en cuenta que reconozco que mi origen fue privilegiado. Primero que nada, estoy viviendo en los Estados Unidos, donde la mayoría de nuestras libertades están garantizadas... o por lo menos, se dan por sentadas. Disfruto de buena salud, lo cual me otorga un buen comienzo. Soy madre de cuatro y abuela de cuatro, mis padres octogenarios viven conmigo y disfruto de una feliz relación con ellos. Tengo pasión por mi vocación, y soy exitosa en ella. Finalmente, para cerrar con broche de oro la lista de mis bendiciones, estoy feliz, y apasionadamente casada con un hombre extremadamente exitoso quien me acredita parte de su éxito.

Con toda esa larga lista de cosas afortunadas, podrías suponer que de ninguna manera puedo entender la pena profunda de millones de mujeres en el mundo. Pero, por favor, no adelantes conclusiones. La vida todavía me lanza retos que pueden hacer que me hinque de rodillas. ¿Cómo es eso posible? ¿Con tanta abundancia al alcance de mis manos seguramente debo soportar cualquier golpe, no?

Así que, ¿soy débil? ¿soy frágil? ¿escondo mi fortaleza? No. O tal vez sí, a veces. A pesar de todo lo que tengo, por todo lo que he pasado y todo lo que sé, todavía hay días en que dudo de mí misma, y me preocupa mi capacidad para hacer felices a todos en mi entorno. Todavía me preocupo por mi capacidad de hacer lo *correcto* en lo que a *ellos* concierne. Y, debo confesar, que todavía me preocupa que quizás no merezca todo lo que tengo.

Emociones fuertes, ¿no es así? No es exactamente lo que quieres oír de alguien que te dice que reconozcas tu autovalor. Estoy pensando que no voy a obtener mucha simpatía, ni lo espero. Todo esto es parte del proceso. He sido bendecida con riquezas que van más allá de mi imaginación y sé que hay millones de mujeres quienes, a causa del destino, con trabajo ganan lo suficiente para vivir (ellas y sus hijos), con menos de un dólar al día.

Pero como seguramente ya descubriste, simplemente porque una mujer carece de los medios para mantener su sustento, no necesariamente significa que le falta autovalor. Por el contrario, podemos deducir que una mujer que tiene todas las posesiones materiales a su disposición posee la llave mágica: que ha descubierto y puede expresar su autovalor todo el tiempo, en todas las circunstancias.

Nuestro sentido de valor, nuestra brújula para la integridad, para la felicidad y poder personal, es relativo a cada una de nosotras. Es personal y subjetivo. No está conectado a nuestras posesiones materiales. No se acumula ni incrementa con nuestros logros por la gente que conocemos, la familia en que nacimos o los esposos con quienes nos casamos. Es más intrínseco, por eso es que cada una de nosotras, no importando las circunstancias mundanas, podemos reclamarlo. Los factores de los cuales derivamos nuestro sentido de valor varían, pero el sentimiento que emana como resultado de reconocer nuestro valor, todas lo podemos entender.

Aunque podamos captar *intelectualmente* que nuestros sentimientos, perspectivas y expectativas pueden ser automáticas, las realidades que experimentamos en nuestro diario vivir sugieren una historia diferente. La vida es un reto: no es fácil o posible ser todo para todos. No es fácil ni siempre posible asegurar nuestro poder. Bajo ciertas circunstancias, puede no ser fácil *reconocer* nuestro valor y autenticidad, no digamos *asegurarla*.

Tal vez la facilidad con que logramos algo está relacionada con otras experiencias que hemos tenido, o tal vez debemos expandir nuestra habilidad de imaginar. De cualquier forma, sólo para que sepas que *no* fui colocada encima de un pastel, teniendo nada más que dulzura y deleite alrededor de mí, me formulé algunas de las mismas preguntas intencionales que te presenté, y luego escribí las respuestas con pensamientos espontáneos como espero que tú hayas hecho. Me gustaría compartir mis introspecciones personales aquí.

1. *¿De qué tienes miedo?*

Me muero de miedo de que mis defectos y errores hayan lastimado irreparablemente, o afectado negativamente a mis hijas e hijo. Me preocupa ser demasiado rutinaria, una perfeccionista que virtualmente no tiene flexibilidad de opciones, una controladora. Temo que busco demasiado la aprobación y me falta valor. Tengo miedo de no ser suficientemente buena, de que los errores que cometí cuando era adolescente y joven regresen ahora para acosarme. Me preocupa haber hecho demasiadas elecciones estúpidas y haber tomado caminos equivocados. Tengo miedo de que con todo lo que sé, no sepa suficiente. Tengo miedo de que aunque pienso que básicamente estoy bien, algunas veces no soy merecedora.

2. *Estos miedos, ¿están basados en la realidad? En otras palabras, ¿sientes que hiciste algo o te comportaste de cierta manera para justificar tus sentimientos de miedo e incompetencia?*

No, no *todos* mis miedos están basados en la realidad. Pero sé que hice *muchas* cosas cuando era joven y madre joven, que contribuyeron a mis sentimientos de culpa e incompetencia. Me casé joven, mucho antes de que tuviera una idea de lo que quería hacer con mi vida. Me divorcié de mi primer marido y me volví a casar con alguien que *sabía* que no amaba. Me preocupa que mis dos hijas mayores se hayan sentido asustadas, impotentes e incluso abandonadas en su nuevo ambiente, mientras yo trataba de comenzar una carrera. Me llevó tres matrimonios para finalmente hacer "bien" las cosas. ¿Acaso soy alguien que aprende lento? Algunas veces, pienso que mi "ignorancia de la vida" comprometió el bienestar de mis hijos, fomentando un miedo recalcitrante al fracaso y un tambaleante sentido de autovalor.

3. ¿Qué puedes hacer hoy para restructurar tus experiencias pasadas, para examinar tus pensamientos distorsionados?

Ah, bueno... supongo que podría observar esas experiencias desde una perspectiva diferente. Los incidentes difíciles y las circunstancias que confronté en la vida tales como relaciones fallidas, falta de recursos y divorcios, de hecho, me enseñaron lecciones invaluables. Aprendí a encontrar mi propia valentía y expresar mi verdad. Aprendí que podía cambiar mi perspectiva y que con un esfuerzo personal, podría cambiar mi vida. La confianza en mí misma y autoestima que obtuve viviendo en el fuego de tiempos difíciles, eventualmente hicieron posible, tanto en mente como en espíritu, amarme a mí misma y luego amar a los demás. Tal conocimiento personal, me hizo atraer a un hombre con el cual estoy compartiendo el resto de mi vida. Mi sueño de cuentos de hadas, de hecho, se volvió realidad.

Y aunque me arrepiento de lo que mi tristeza o incomodidad en el curso de mi vida haya causado a mis hijos, me consuela el conocimiento de que a pesar de mis ocasionales y descarriadas elecciones de vida, ellos prosperaron. Nos hemos unido con amor, compasión y respeto mutuo. Son individuos fuertes y únicos que entienden que las lecciones existen en la vida y están dispuestos a aprenderlas. Estoy inmensamente orgullosa de ellos; cuando los veo crecer, siento que me brota un sentido de realización, gozo y sí, un sentido de autovalor cada vez mayor por haber sido protagonista en una pequeña parte.

Estos son sólo algunas de las respuestas que escribí en mis páginas del diario, pero creo que lo entiendes. Nuestro descubrimiento de autovalor y nuestra habilidad de expresarlo y proyectarlo no son conceptos estáticos. El cambio es lo único constante en la vida; sin embargo, está claro que podemos establecer que nuestros sistemas internos de guía actúen de una manera preventiva. Podemos adecuarnos y adaptarnos al cambio de formas que realcen nuestro sentido de bienestar e incrementen nuestro sentimiento de autovalor. En una frase: *depende de nosotros.*

Gracias por compartir este recorrido conmigo. Especialmente, te doy las gracias por la disposición para abrir tu corazón a tu voz interior y permitir que tu *verdadero* ser interno se exprese. Espero que tu propio sendero de vida te esté ofreciendo muchos descubrimientos felices a lo largo del camino, y que te provea con múltiples puertas interesantes que atravesar... Ruego porque tu paso por el sendero no sea demasiado arduo, pero que cuando venga lo más difícil puedas encontrar inspiración en Dios y en tu *interior* para continuar tu propio camino.

Quiero que sepas, que aprecio tu valor como mujer, y atesoro las contribuciones que estás realizando para futuras generaciones. Como sabes, cada una de nosotras puede hacer la parte que nos corresponde, y cada ofrenda debe honrarse. Cuando compraste este libro, ayudaste a marcar la diferencia en alguien menos afortunado que tú. (Estoy donando todas mis ganancias como escritora a las fundaciones para mujeres alrededor del mundo).

Gracias por compartir tu autovalor con las personas alrededor de ti. Es un don extraordinario.

Un último pensamiento

Muy bien, sígueme la corriente. Ya que perteneces a la generación de la autopista-de-información-conectada-a-la-computadora, sin duda has recibido muchos mensajes inspiradores de amigos y colegas; y, nueve, de cada diez veces, probablemente hayas oprimido la tecla BORRAR. Pero este llegó para quedarse. El autor es desconocido, pero voy a hablar por todas nosotras cuando ofrezca un "gracias" colectivo por el pensamiento.

> *Cuando el Señor hizo a la mujer, era el sexto día de sus horas extras de trabajo. Un ángel se apareció y le peguntó:*
> *—¿Por qué estás empleando tanto tiempo en ella?*
>
> *Y el Señor le contestó:*
> *—¿Has visto la hoja de requerimientos en ella? Tiene*

que ser completamente lavable, pero no de plástico; tener más de 200 partes movibles, todas reemplazables; debe poder funcionar con Coca Cola de dieta y sobras; tener un regazo en el que pueda sostener a cuatro niños al tiempo; un beso que pueda curar todo, desde una rodilla raspada hasta un corazón roto; y tiene que hacer todo con sólo dos manos.

El ángel se sorprendió de los requerimientos.

–¡Nada más dos manos! ¡No hay forma! Y eso, ¿sólo en el modelo estándar? Es demasiado trabajo para un día. Espera hasta mañana para que termines.

–Pero no voy a esperar –protestó el Señor–. Estoy muy cerca de terminar esta creación que es tan preciada para mí..., ella ya se cura a sí misma cuando se enferma y puede trabajar 18 horas al día.

El ángel se acercó y tocó a la mujer.

–Pero, la hiciste tan suave, Señor.

–Ella _es_ suave –el Señor coincidió– pero también la hice fuerte. No tienes idea de cuánto puede resistir o realizar.

–¿Va a poder pensar? –preguntó el ángel.

–No sólo va a poder pensar, también va a poder razonar y negociar –el Señor respondió.

El ángel notó algo, y estirándose, tocó la mejilla de la mujer.

–Uy, parece que dejaste una fuga en este modelo. Te dije que estabas tratando de poner demasiado en ella.

–No es una fuga –corrigió el Señor–. Es una lágrima.

–¿Para qué es una lágrima? –preguntó el ángel.

–La lágrima es su manera de expresar su gozo, su pena, su dolor, su decepción, su amor, su soledad, su aflicción y su orgullo –dijo el Señor.

–Eres un genio, Señor. Pensaste en todo ¡La Mujer es verdaderamente sorprendente! –El ángel estaba impresionado.

–Sí, lo es..., y todas las mujeres lo serán. Todas las mujeres tendrán fortalezas que asombren a los hombres. Van a soportar dificultades y llevar cargas; pero, mantendrán felicidad, amor y gozo. Sonreirán cuando quieran gritar. Cantarán cuando quieran llorar. Llorarán cuando estén felices y reirán cuando estén nerviosas. Lucharán por lo que creen. Combatirán la injusticia. No aceptarán un no como respuesta cuando crean tener una mejor solución. Se quedarán sin nada para que su familia pueda tener algo. Acompañarán al doctor a una amiga asustada. Amarán incondicionalmente. Llorarán cuando sus hijos sobresalgan y vitorearán cuando sus amigos reciban premios. Se pondrán felices cuando se enteren de un nacimiento o una boda. Sus corazones se romperán cuando un amigo muera. Llorarán la pérdida de un miembro de la familia, pero serán fuertes cuando piensen que ya no queda fuerza. Sabrán que un abrazo y un beso pueden sanar un corazón herido.

"*Las mujeres vendrán en todas las formas, tamaños y colores. Manejarán, volarán, caminarán o correrán hacia sus seres queridos y les mostrarán cuán importantes son para ellas. Sus corazones mantendrán al mundo girando. Traerán alegría, esperanza y amor. Tendrán compasión e ideales. Proporcionarán apoyo moral a su familia y amigos. Las mujeres tendrán cosas vitales que decir y todo para dar.*

"*Sin embargo, hay un pequeño defecto en las mujeres, y es que, a menudo, se les olvidará su valor*".

SUPLEMENTO: Preguntas y afirmaciones del diario personal

Puede que ya hayas reflexionado en tus respuestas a las siguientes preguntas a medida que ibas leyendo el libro. Tal vez hasta respondiste a mi consejo sutil y empezaste a escribir en tu diario personal, usando estas preguntas como combustible para motivar tu investigación. Si lo hiciste, bravo. La información que recabaste acerca de ti, puede revelar secretos acerca de "el ser que hay en ti", que inspirará acciones positivas cuando avances. También puede ser útil leer de nuevo estas preguntas. ¿Alterarías alguna de tus respuestas ahora que has pasado tiempo apreciando tu *ser*?

Si todavía *no* has encontrado el tiempo para dedicarle a este proceso de registrar en tu diario, te recuerdo que no hay mejor tiempo que el presente. Lee las siguientes preguntas y permíteles inspirarte pensamientos profundos acerca de ti. Te invito a tener una gran conversación cara a cara con tu ser *interno*.

Preguntas de tu diario personal

1. ¿Qué atributos, características específicas, o "hechos" acerca de ti misma, te brindan una sensación de valor?

2. ¿Qué puedes hacer para sentirte mejor hoy?

3. ¿Qué puedes hacer para asegurarte de honrar el trabajo que haces en casa?

4. ¿Qué te hace reír, sonreír y sentir alegría? ¿Qué estás haciendo para asegurarte de experimentar esas sensaciones cada día de tu vida?

5. ¿Qué pasos puedes dar para asegurarte de poder expresarte con confianza?

6. ¿Qué te impide lograr tus metas?

7. ¿Cómo te impide el miedo ir hacia delante?

8. ¿A qué le tienes miedo? ¿A tu marido? ¿A tu padre? ¿A tu maestro? ¿A la autoridad en general? ¿Cómo puedes vencer esos miedos?

9. ¿Dejas que la gente en tu vida te haga sentir que no vales? ¿Renuncias a tu propio poder? ¿Qué puedes hacer para detener eso?

10. ¿Siempre sigues a la multitud?

11. ¿Sientes suficiente seguridad para tomar la iniciativa de ser diferente? ¿Cómo expresas esta confianza?

12. ¿Qué impulsos creativos reconoces y pones a funcionar?

13. ¿Pasas tiempo creando? ¿Te permites la libertad de diseñar y explorar?

14. ¿Cuándo fue la última vez que caminaste afuera, sola?

15. ¿Ves la vida con optimismo? Si no, ¿por qué? ¿Qué te impide ver tu vaso medio lleno?

16. ¿Cómo puedes ser más asertiva en tu vida?

17. ¿Eres resistente? ¿Te recuperas de las dificultades de la vida? Si no, ¿qué te haría sentir más segura y confiada?

18. ¿Te rodeas de personas que apoyan tus metas y ambiciones? Si no, ¿por qué?

19. ¿Disfrutas el sexo?

20. ¿Qué es lo que más te gusta acerca de tu relación?

21. ¿Qué pasos puedes dar hoy para hacer tu vida de amor y sexo más gozosa para ti y tu compañero?

22. ¿Tienen una relación recíproca? ¿Sientes que tus necesidades de intimidad se satisfacen? Si no, ¿qué puedes hacer para satisfacerlas?

23. ¿Te sientes realizada en tu matrimonio?

24. Si ya pasaste por un divorcio, ¿has recuperado totalmente tu sentido de autovalor?

25. ¿Albergas sentimientos de fracaso en tu matrimonio?

26. ¿Qué puedes hacer para renovar la pasión en tu relación?

27. ¿Cómo puedes seguir creciendo como persona?

28. ¿Ser una madre enriquece tu sentido de autovalor? ¿Te sientes realizada en tu rol como mamá?

29. ¿Tus habilidades maternales evolucionaron naturalmente? ¿Qué harías diferente?

30. ¿Tu esposo o compañero tiene un rol activo en la educación de tus hijos? Si no, ¿por qué?

31. ¿Estás preparada para permitir que tus hijos sigan su camino? ¿Qué puedes hacer para estar preparada para esa transición?

32. ¿ Qué compensación recibes por el trabajo que haces en casa? ¿Es equitativo? Si no, ¿qué cambiarías?

33. ¿Dependes de otros para tu sustento? ¿Qué puedes hacer para mejorar tu propia seguridad financiera?

34. ¿Estás a gusto con el salario que estás recibiendo? Si no, ¿cuándo vas a pedir un aumento?

35. ¿Qué puedes hacer para sentirte más en control de tus finanzas?

36. ¿Eres una persona feliz? Si no, ¿por qué?

37. ¿Tu felicidad depende de las acciones de otros?

38. ¿Pasas mucha parte de tu tiempo *organizando* la felicidad para las demás personas en tu vida? ¿Que puedes hacer para asegurar tu propia felicidad?

39. ¿Te aceptas y te reconoces como eres?

40. ¿Qué haces para mostrarte a ti misma que te interesas?

41. ¿Pones atención a la calidad de tu vida?

42. ¿Te has salido de tu rutina últimamente para probar algo nuevo y excitante? Si no, ¿por qué?

43. ¿Qué estás haciendo para crear y vivir la vida que quieres?

44. ¿Estás satisfecha con la dirección que estás tomando? Si no, ¿qué cambios harías?

45. ¿Cómo puedes fortalecer tu centro interno?

46. ¿Podrías hacer algo más para manejar tus expectativas?

47. ¿Qué estás haciendo para ayudar a futuras generaciones?

48. ¿Cómo puedes marcar una diferencia hoy para, al menos, un niño?

49. ¿Votaste en las últimas elecciones? Si no, ¿por qué?

50. ¿Alguien en tu vida sobresalió como mentor o modelo a seguir? ¿Qué puedes hacer para imitarla?

51. ¿Cómo lo estás repercutiendo?

52. ¿Cómo puedes inculcar en tus niños la mentalidad de retribuir?

53. ¿Qué puedes hacer hoy, mañana y la siguiente semana para crear un impacto en tu comunidad?

54. ¿Cómo puedes asegurarte que tus hijos se sientan validados y tengan un sentido de su autovalor?

Afirmaciones

Finalmente, marca esta página para que la puedas visitar con frecuencia. Realiza el hábito de empezar tu día con un mensaje positivo para tu alma. Da por hecho, con cada respiración que tomes, que *eres* una mujer que reconoce su autovalor.

Por favor, lee las siguiente afirmaciones y luego *repítelas en voz alta:*

- Estoy segura de mí misma.
- Soy amable.
- Estoy bien.
- Soy saludable.
- Soy atractiva.
- Soy inteligente.
- Estoy segura.
- Amo.
- Estoy serena.
- Estoy en calma.
- Soy amorosa.
- Estoy feliz.
- Soy compasiva.
- Estoy radiante.
- Soy cuidadosa.
- Soy afectuosa.
- Estoy a salvo.
- Soy ambiciosa.
- Soy independiente.
- Soy intrépida.
- Soy valiente.
- Soy creativa.
- Soy espiritual.
- Soy valiosa.
- Soy honesta.
- Soy fuerte.
- Soy considerada.
- Tengo empatía.
- Soy altruista.
- Soy caritativa.
- Soy única.
- Soy honesta.
- Soy una sobreviviente.
- Estoy agradecida.
- Soy libre.
- Aprendo.
- Escucho.
- Soy decidida.
- Soy especial.
- Estoy realizada.
- Soy un modelo ejemplar.
- Soy invaluable.
- Soy mujer.
- Soy merecedora.

RECONOCIMIENTOS

No pude haber escrito este libro sin la generosidad de espíritu y el continuo apoyo de muchas personas increíbles. Mi esposo, mis padres y mis hijos me ofrecieron un inalterable estímulo durante el proceso de escritura, (aunque a veces estoy segura de que se preocupaban de verme estacionada frente a mi computadora todo el tiempo). Agradezco *cada día* por su amor y fortaleza.

Gracias a los cientos de mujeres cercanas y lejanas que se tomaron el tiempo de responder a mi cuestionario. Sus consideradas respuestas e historias personales, son una reflexión intensa y poderosamente hermosa sobre la posición actual de las mujeres, y sobre la manera en que aseguraremos un futuro prometedor para las generaciones futuras.

Siento gratitud *especial* hacia algunas mujeres en particular que se esforzaron al máximo para asegurarse de que este libro estuviera hoy en sus manos. Jillian Manus, extraordinaria agente literaria. Estaré siempre agradecida por tu visión y constante e infatigable fe en que tenía un mensaje valioso para escribir... Para Joy Noe, mis más profundas gracias por todo lo que haces por mí. Eres una mujer extraordinaria, amiga y asistente, que le das un nuevo significado al concepto de multitarea. Para la doctora Marilyn Flynn, decana y profesora de la School of Social Work en la Universidad del Sur de California (USC); y a Jacquelyn McCroskey, también en USC School of Social Work: gracias por compartir tu perspectiva y estímulo. Al doctor Ernie Katz, gracias por ser mi mentor y enseñarme el sentido profundo de compasión necesario en un hospital de niños. A mi grupo de amigas, ustedes son todas valiosas más allá de las palabras. Les agradezco compartir su intuición en este libro y por ser mis amigas y mis ángeles, no podría imaginar mi vida sin ustedes.

He colaborado con algunas mujeres y hombres increíbles a lo largo de este proyecto, todos los cuales están buscando marcar una diferencia en las vidas de las mujeres y también, por extensión, en sus hijos y familias. Gracias a Christine Grumm y Karen Brightly de Women's Funding Network, por ayudarme a agilizar mi asociación con fondos de mujeres y por dedicar tus formidables recursos globales a las necesidades de las mujeres. Gracias a ti, Jody Weiss, de Peacekeeper Cause-Metics, por crear una compañía de cosméticos que no sólo es conciliable con el planeta, también dona las ganancias de ciertos artículos a mujeres que viven con menos de un dólar al día. Gracias a Ahuma Adodoadji de Plan USA, por ser la inspiración para una multitud de proyectos especiales en el mundo que se enfocan en mujeres y niñas. Gracias a Pamela Stone de Heifer International por encabezar tantos proyectos nacionales e internacionales que ennoblecen las vidas de mujeres, niños y hombres, proporcionándoles las herramientas que necesitan para mejorar sus economías; gracias a Zainab Salbi, directora de Women to Women International por expresar su verdad y ayudar a expresar la suya a tantas mujeres marginadas en Iraq y más allá.

El riesgo de expresar mi gratitud individualmente a las personas es que puedo dejar de mencionar a todas aquellas con las que he hablado y a las que he interrogado. He sido extremadamente bendecida con muchas amigas *y* amigos, quienes han enriquecido mi vida y, finalmente, contribuido al contenido de este libro. Gracias a todos por lo que son y, también, por su habilidad de ver quién soy.

RECURSOS DE AUTOAYUDA

Con la compra del libro, puedes descargar de forma gratuita un diario personal de *¿Cuánto vales como mujer?* ($9.95 precio al público) que abarca y personaliza las tareas y las preguntas que aparecen en el libro: un mapa, por llamarlo así, para la jornada de toda mujer. Puedes descargarlo en **www.whatisyourselfworth.com**. Para obtener el diario gratis, entra el código de compra: **735396784**.

Como mencioné previamente en el libro, hay algunos sitios de Internet que te pueden ser de utilidad:

- Women's Funding Network: **www.wfnet.org**
- PeaceKeeper Cause-Metics: **www.iamapeacekeeper.com**
- Plan USA: **www.planusa.org**
- Mercy Corps: **www.mercycorp.org**
- Kiva: **www.kiva.org**
- Heifer International: **www.heifer.org**
- Women for Women International: **www.womenforwomen.org**
- Grameen Foundation: **www.grameenfoundation.org**
- CARE: **www.care.org**

ACERCA DE
LA AUTORA

La doctora Cheryl Saban, escribe extensamente sobre mujeres, niños y asuntos sociales. Como psicóloga, dedica mucha atención a misiones filantrópicas que se enfocan en salud pediátrica e investigación, educación, relaciones y empoderamiento de las mujeres. Además de *¿Cuánto vales como mujer?* ha escrito *New Mother's Survival Guide, Recipe for a Good Marriage, Recipe for Good Parenting,* y muchas otras obras. Vive actualmente en Los Ángeles, California, con su esposo, dos de sus cuatro hijos (cuando no están en la universidad), y sus padres octogenarios. Recibe dosis frecuentes de amor y atención de sus cuatro nietos.

Páginas de Internet: **www.whatisyourselfworth.com** and **www.cherylsaban.com**

NOTAS

NOTAS

Esperamos que haya disfrutado este libro de Hay House. Si desea recibir un catálogo gratis con todos los libros y productos de Hay House, o si desea mayor información acerca de la Fundación Hay, por favor, contáctenos a:

Hay House, Inc.
P.O. Box 5100
Carlsbad, CA 92018-5100

(760) 431-7695 ó **(800) 654-5126**
(760) 431-6948 (fax) ó **(800) 650-5115 (fax)**
www.hayhouse.com®

**Acceda a nuevos conocimientos.
En cualquier momento. En cualquier parte.**

Aprende y evoluciona a tu propio ritmo con los principales expertos del mundo.

www.hayhouseU.com

Printed in the United States
by Baker & Taylor Publisher Services